Doctor Felicidad: Superalimentos que mejoran tu salud mental.

AUTOR: D. Fernando Rodríguez Sánchez

Dietista-Nutricionista con nº de colegiado GA00060

Editorial:

Fernando Rodríguez Sánchez.

Primera edición:

Julio de 2018

ISBN:

978-84-09-03670-7

ÍNDICE

SOBRE EL AUTOR..4

PRÓLOGO...5

CAPÍTULO 1: LOS NEUROTRANSMISORES....................7

CAPÍTULO 2: EL ESTRÉS Y LA ANSIEDAD....................10

El Magnesio y el Calcio como nutrientes antifatiga..11

Superalimentos energéticos contra la fatiga 14

GABA, la pieza imprescindible para reducir el estrés y la ansiedad. 18

Té verde sin teína: el alimento de la tranquilidad....33

Glutamato, equilibra nuestro estrés y ansiedad con estados de tranquilidad y relajación...................34

CAPÍTULO 3: LA DEPRESIÓN....................................38

Epidemiología de la depresión................................41

Alimentos contra el estado de ánimo bajo y la depresión..43

Anfetaminas naturales en los alimentos: la clave para el tratamiento de la depresión........................66

Otros compuestos en plantas comestibles con actividad antidepresiva..73

S-adenosil metionina (SAME), la desconocida molécula para mejorar el ánimo.............................75

CAPÍTULO 4: CÓMO CONSEGUIR UN CEREBRO ACTIVO A TRAVÉS DE LA COMIDA..................77

Colina, el nutriente de las mejores memorias...........79

Otros compuestos en plantas comestibles con actividad para mejorar la memoria..........................83

CAPÍTULO 5: ALIMENTOS PARA LA SENSUALIDAD Y EL APEGO..86

CAPÍTULO 6: LA QUÍMICA DEL AMOR.....................88

CAPÍTULO 7: EQUILIBRA TUS NEUROTRANSMISORES..91

CONCLUSIÓN...93

ANEXO 1: TABLA RESUMEN DE LOS PRINCIPALES SUPERALIMENTOS...95

ANEXO 2: DESCARGA DEL LIBRO DE RECETAS............98

ANEXO 3: ESCALA DE HAMILTON PARA LA DEPRESIÓN (HAM-D)...99

BIBLIOGRAFÍA...105

SOBRE EL AUTOR.

Nació en A Coruña (Galicia) y tras unos años trabajando en una ingeniería técnica, se dio cuenta que su verdadera vocación era la nutrición. Hizo un cambio y decidió estudiar la formación profesional de dietética, mientras trabajaba los fines de semana para poder costear su formación. Tras dos años, finalizó sus estudios con una media de 9,9 y con ganas de seguir especializándose en su pasión. Comenzó los estudios universitarios de Nutrición Humana y dietética en la Universidad de Santiago de Compostela y tras 4 años de formación, se graduó como premio extraordinario de su promoción.

Trabajó durante un año en el departamento de química analítica, nutrición y bromatología de la universidad, en el que ganó un premio nacional por un trabajo presentado. Posteriormente realizó el Postgrado de especialización en Coaching en la Universidad de A Coruña. Participó en ponencias para la universidad y en programas de Radio Nacional de España y Radio Galega. En 2015 fundó NutriCoach D-N, una unidad de dietética y nutrición que dirige actualmente.

Junto con otros colegas de profesión, crearon el colegio oficial de dietistas-nutricionistas de Galicia (CODINUGAL), de cuya junta directiva forma parte actualmente. Es miembro de la Academia Española de Nutrición y Dietética y de la Confederación Mundial de Asociaciones de Dietistas (ICDA) y de la Alianza Iberoamericana de Nutricionistas.

PRÓLOGO.

En un mundo global movido por el capital, donde palabras como Producto Interior Bruto (PIB), Renta Per Cápita o precio, forman parte de nuestro vocabulario para definir nuestro éxito personal y como sociedad; nos olvidamos de nuestra base como seres humanos, que es una correcta salud que nos proporcione una mejora en nuestro estado emocional.

Pero ¿Qué es la salud para ti? Según la OMS (Organización Mundial de la Salud), se define la salud como "el pleno bienestar físico, mental y social, y no solamente la ausencia de enfermedad".

Para una plena salud mental y siguiendo con la OMS: "Es necesario que el individuo sea consciente de sus propias capacidades, pueda afrontar las tensiones normales de la vida y pueda trabajar de forma productiva".

Para esto, es necesaria una correcta alimentación, con superalimentos claves para el correcto equilibrio de neurotransmisores, relacionados con el buen funcionamiento de nuestras emociones y que mejoren, por lo tanto, nuestra salud mental.

Han existido numerosos intentos de afrontar los distintos superalimentos que mejoran nuestra función cerebral, proporcionándonos ese bienestar mental buscado, pero muchos de ellos sin basarse en evidencias científicas sólidas y hablando de grupos de alimentarios más que de alimentos claves.

De este modo, he escrito este libro, basándome en mis conocimientos académicos, mi experiencia profesional como dietista-nutricionista mejorando la vida satisfactoria de cientos de pacientes a través de la alimentación, y en decenas de referencias bibliográficas científicas que avalan lo escrito en este libro.

Para completar esta obra, dispondrás de 10 recetas con las que podrás introducir estos alimentos dentro de una alimentación saludable y equilibrada que te hará sentir mejor.

¿Cuál es tu objetivo a partir de hoy? Consumir estos superalimentos = mejorar tu salud mental.

CAPÍTULO 1: LOS NEUROTRANSMISORES.

Es importante que conozcas que son, para que, de este modo, comprendas la utilidad "clave" de los superalimentos que mejoran tu salud mental, después de leer este libro.

Los neurotransmisores son mensajeros (proteínas) que utiliza nuestro sistema nervioso para comunicarse entre diferentes partes de nuestro cuerpo y dar las órdenes de cómo nos tenemos que sentir en cada momento (feliz, alegre, triste, nervioso/a...). Los neurotransmisores se fabrican a partir de unas sustancias que se llaman aminoácidos, (1) y que aportamos a través de los alimentos.

Pero... ¿Qué son los aminoácidos? Son nutrientes que actúan como "bloques de construcción" a partir de los cuales se forman las proteínas. Por decirlo de alguna manera y utilizando un símil doméstico, los aminoácidos son las piezas de un puzle y las proteínas el puzle. Estos aminoácidos los encontramos en nuestro cuerpo para construir, entre otros, los neurotransmisores; pero también los encontramos formando parte de las proteínas en los alimentos que comemos (carne, pescado, huevos, lácteos y derivados, soja, levadura de cerveza, espirulina, gelatina...).

Cuando hay una alimentación desequilibrada y no se aportan los superalimentos indicados en este libro, no se podrán formar los neurotransmisores correctamente, con lo que se pueden producir varias enfermedades. A continuación, se muestran algunas de ellas, reflexiona sobre su importancia y gravedad (2):

☐ Depresión.

☐ Fibromialgia y fatiga crónica.

☐ Problemas de atención, memoria y aprendizaje.

☐ Demencia.

☐ Alzheimer.

☐ Insomnio.

☐ Ansiedad.

☐ Agresividad e irritabilidad.

☐ Anorexia y bulimia.

☐ Déficit de atención/hiperactividad.

☐ Trastornos de conducta.

☐ Adicciones.

☐ Sobrepeso.

☐ Migrañas.

☐ Síndrome premenstrual.

Estas dolencias impiden a las personas experimentar todas las experiencias positivas y agradables de la vida: tener energía y vitalidad, poder crear y conseguir metas, poder aprender constantemente, ser feliz y experimentar un crecimiento personal constante, poder desarrollar relaciones de amor o de apego, poder ayudar a otras personas, tomar decisiones para liderar la vida, etc. (2) ¿Estas dispuesta/o a renunciar a todo esto?

La enfermedad es el resultado de un desequilibrio del cuerpo. Para volver a estar sano/a es necesario restablecer su equilibrio; esto se logra a través de hacer cambios en el estilo de vida, una alimentación adecuada, ejercicio físico y potenciando las emociones positivas. Es completamente necesario que realices los ajustes que te indicamos en este libro para tu alimentación. (2)

CAPÍTULO 2: EL ESTRÉS Y LA ANSIEDAD.

> "Cuando aplaudimos,
> las palomas salen volando".

Cualquier ser vivo reacciona al ruido o cualquier cambio ambiental mediante una reacción de huida o ataque, al interpretar nuestra mente, una amenaza potencial para nuestra supervivencia. Para esta reacción no se requiere ningún tipo de aprendizaje, ya que está automatizada en forma de "actos reflejos". Con independencia de que elijamos atacar o salir corriendo, se necesita, por parte de nuestro organismo, de una gran movilización de nuestra atención y energía. Los músculos se contraen, los bronquios se dilatan para aportar más oxígeno y el corazón se acelera para transportar la sangre cargada de oxígeno y nutrientes hacia los músculos. Todas estas adaptaciones metabólicas, son llevadas a cabo por la adrenalina y la noradrenalina, dos hormonas que son liberadas al torrente sanguíneo por las glándulas suprarrenales. (3)

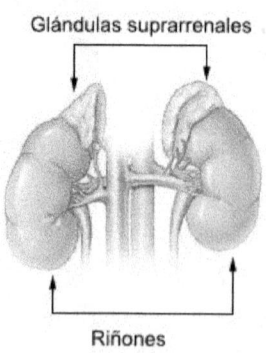

El Magnesio y el Calcio como nutrientes antifatiga.

Cuando la noradrenalina llega a los músculos, éstos se contraen. Para su contracción, es necesario que pase calcio al músculo; esta acción conlleva que nuestro cuerpo elimine magnesio, mineral que desempeña una acción fundamental en la producción de energía. (3) Esto es de suma importancia, ya que cuando sufres estrés, si no te quieres sentir constantemente sin energía, es necesario que aportes el suficiente **magnesio** (Top 3: **Salvado de arroz/trigo, Semillas de cáñamo/calabaza o bígaro**) y **calcio** (Top 3: **Semillas de amapola, queso parmesano o sésamo**) a través de los alimentos que consumes, para que, de este modo, no se produzca un desequilibrio que te lleve a la fatiga crónica.

Para mantener este gasto energético, el estrés aumenta las necesidades energéticas que necesita nuestro organismo, pero al mismo tiempo, también reduce la capacidad muscular de producir energía; por lo tanto, es usual sentir tensiones en el cuello o la espalda o cansarnos más en la ciudad que en los pueblos. El estrés momentáneo nos puede dejar sin fuerzas, pero el crónico hace que nos cansemos cada vez con más facilidad, ¿Te ha pasado que incluso el sonido de un mensaje en el móvil te ocasiona estrés y te llega a agotar? Si la respuesta es afirmativa, es que sufres de estrés crónico. Otro signo fundamental de este tipo de estrés es el cansancio continuo. (3)

Si te sientes identificado/a con todos estos signos, es importante que introduzcas en tus menús diarios los alimentos recomendados en este libro, ya que, si sigues una alimentación y un estilo de vida desequilibrados, los síntomas pueden agravarse y llegar a sufrir calambres, fatiga repentina o problemas gastrointestinales (gases, nudos en el estómago, hinchazón abdominal, episodios de estreñimiento y diarrea, reflujo gastroesofágico...). Otros síntomas con los que reconocerás que sufres estrés crónico, son sentir frío en las manos y los pies o migrañas. (3)

Si no pones fin al estrés y no ingieres los alimentos clave que te daremos en esta obra, tus defensas se debilitarán progresivamente, y notarás como aumentan las infecciones ¿No notas que después de una temporada estresante en el trabajo, estudios, etc. te sale caspa? La caspa no deja de ser un signo de que tus defensas están bajas. El cansancio se puede agravar, esto hará que comas de forma desordenada y que te cuides menos (disminución de la actividad deportiva, arreglarte menos e incluso asearte menos), pudiéndote llevar a la depresión.

Otras veces, el estrés crónico produce ansiedad, la cual puede llegar a bloquear el aire en el pecho, provocando dolores en la región del corazón. Esto puede llevar a la persona a pensar que está sufriendo un infarto, transformando la ansiedad inicial en un ataque de pánico. Todo este cuadro médico que acabamos de citar recibe el nombre de <u>síndrome de fatiga crónica</u>. (3) Este síndrome se puede evitar, retrasar o mimetizar con una alimentación equilibrada donde abunden los superalimentos.

Si llegado este momento te preguntas si estarás enfermo/a, tranquilízate y no te preocupes. Por cuestiones genéticas, hay personas que nacen siendo más sensibles y reactivas al estrés que otras. No se trata de una enfermedad, sino de una forma de ser y de actuar, es parte del carácter de muchas personas. No estás solo/a en esto, según los últimos datos estadísticos, el estrés afecta aproximadamente al 18% de la población en el mundo desarrollado. (3)

Superalimentos energéticos contra la fatiga que produce la ansiedad y el estrés.

Salvado de arroz.

El salvado es una de las partes de la semilla de los cereales. En la foto, corresponde al número 2.

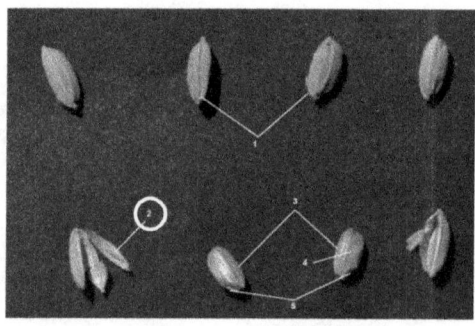

El salvado de arroz es uno de los alimentos con más contenido en fibra alimentaria. Es también una excelente fuente para cubrir las necesidades diarias de vitaminas y minerales dentro de una dieta equilibrada. (4) Dentro de los minerales destacables se encuentra el magnesio, mineral que disminuye cuando atravesamos épocas de ansiedad y estrés.

Se recomienda la ingesta de 4-6 raciones al día de cereales, preferiblemente integrales. (4) Introduce salvado de arroz en ensaladas, lácteos o elabora tortitas con clara de huevo + fruta (ejemplo plátano) + salvado de arroz (si te gusta el sabor a mar, puedes añadir 1 cucharadita de otro superalimento como la espirulina) y notarás como te sientes menos cansado/a.

Información Nutricional

Nutriente	Cantidad (100g)
Energía (kcal)	355
Hidratos de carbono (g)	19
Proteínas (g)	11.8
Grasa (g)	19.4
Fibra (g)	28.8

Semillas de amapola.

La amapola es una planta que, por sus numerosas propiedades, se ha utilizado por los humanos en la medicina durante siglos. Ya en escritos de la antigua Grecia se la relacionaba con la divinidad y especialmente con la diosa Deméter. (5)

Las semillas de amapola contienen gran cantidad de proteínas, fibra y minerales (calcio, hierro, magnesio y zinc). (6)

Como te he indicado anteriormente, cuando sufres estrés o ansiedad aumentan las necesidades de calcio en los músculos, por lo que la introducción en tu dieta de este superalimento se hace imprescindible para que no sientas debilidad o fatiga muscular.

Para que tu cuerpo pueda aprovechar al máximo el calcio y el resto de los nutrientes, te aconsejo alguna de estas opciones:

a) <u>Poner a remojo las semillas durante 15 minutos a 55°C y pH entre 4.5–5.0.</u> Estas condiciones las puedes conseguir metiéndolas en el horno (recuerda precalentarlo unos minutos) y bajando el pH del agua con un poco de vinagre o un cítrico (limón, pomelo, naranja…), en la siguiente relación: por cada 10 cucharadas soperas de agua, 1 cucharada de postre con vinagre.

b) <u>Que germines las semillas.</u> Para ello:

1. pon en la parte inferior de un frasco con tapa, un trozo de papel de cocina. Añade agua hasta que el papel esté completamente húmedo, pero sin que se formen charcos de agua.
2. Espolvorear las semillas sobre el papel húmedo y cierra la tapa. Entre 1-3 días tendrás tus semillas germinadas.

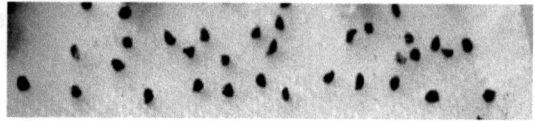

c) <u>Que hagas pan con ellas.</u> La panificación de las semillas también ayuda a aprovechar al máximo sus nutrientes, siempre y cuando sea levadura natural.

El principal nutriente de las semillas de amapola es la grasa y aunque mayoritariamente es grasa saludable (insaturada), esto le proporciona a este superalimento una gran densidad calórica, por lo que se recomienda un consumo moderado. (6)

Información Nutricional

Nutriente	Cantidad (100g)
Energía (kcal)	472
Hidratos de carbono (g)	4.2
Proteínas (g)	20.2
Grasa (g)	42.2
Fibra (g)	20.5

Puedes adicionarlas a ensaladas, lácteos, purés, sopas o elaborar con ellas pan, pastel de semillas de amapola o introducirlas como fuente de calcio y grasa saludable en las tortitas que te indiqué para el salvado de arroz.

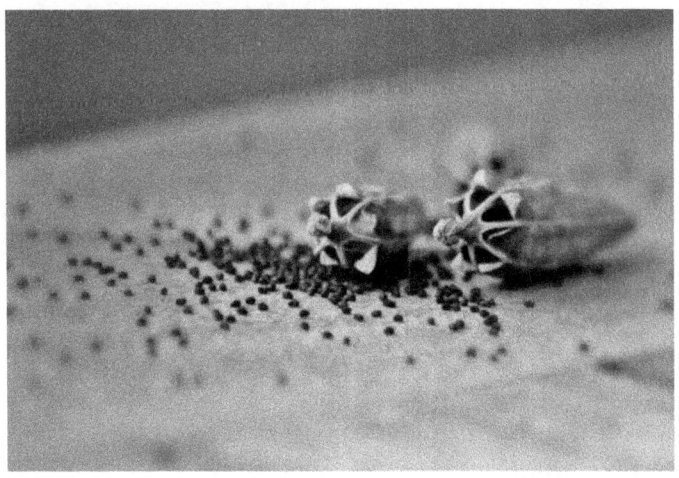

GABA, la pieza imprescindible para reducir el estrés y la ansiedad.

El GABA es el principal neurotransmisor que nos relaja y tranquiliza, éste se encuentra en las neuronas de nuestro cerebro (7) y sus niveles se incrementan con el **inositol**, un nutriente presente en los alimentos que te descubriré en este apartado.

Otro nutriente importante para la producción del GABA es la **taurina**, un aminoácido que entre otras funciones que veremos más adelante, potencia la producción de GABA, poniéndonos un freno emocional cuando sentimos ansiedad o estrés. Son ricos en taurina, alimentos como los **mejillones** o las **almejas**, la **carne de pavo o pollo, el pescado blanco, el salmón del atlántico o el atún**.

La función del GABA es inhibir o reducir la actividad neuronal para que nuestra mente entre en equilibrio, es muy importante para que nuestras acciones o comportamiento sean equilibrados, interpretemos los sucesos de nuestra vida de manera reflexiva. También regula la respuesta del cuerpo frente al estrés, poniendo el freno, que en muchas ocasiones se hace necesario. Las investigaciones también sugieren que el GABA ayuda a controlar el miedo y la ansiedad cuando estamos demasiado acelerados/as. (7)

Por otro lado, se ha demostrado que las neuronas de las personas jóvenes se excitan con más facilidad que las de los adultos, (7) con lo que, el consumo de superalimentos para el equilibrio del GABA, se hace fundamental desde la infancia.

Alimentos ricos en inositol para combatir el estrés y la ansiedad.

Desde el punto de vista de psico-nutriente el **inositol**, al igual que la **taurina,** produce un aumento de los niveles del neurotransmisor GABA.

Además de prevenir el estrés y la ansiedad, algunos estudios, sugieren que altas dosis de inositol podrían ser útiles como nutriente antidepresivo. El inositol también ha sido estudiado para el trastorno bipolar, el trastorno de pánico, la bulimia y el trastorno obsesivo-compulsivo. (8)

Otras posibles funciones de su ingesta a través de los alimentos es la prevención de la aparición de la enfermedad de Alzheimer y el trastorno por déficit de atención. (8) Seguramente conozcas a alguien cercano con Alzheimer y lo importante que sería, no solo para el enfermo/a, sino también para su cuidador, que la ingesta de alimentos "clave", ricos en inositol, retrasaran la aparición de esta triste enfermedad.

Parte del inositol lo podemos obtener a través de nuestra microbiota intestinal. El aparato digestivo humano, es considerado nuestro segundo cerebro, por lo que desequilibrios emocionales como el estrés, la ansiedad o la depresión producen desequilibrios de la flora intestinal que dificulta la producción de inositol intestinal. Si crees que tu flora intestinal está desequilibrada, infórmate en NutriCoach D-N como equilibrarla (www.nutricoachdn.es).

Pero, independientemente de nuestro microbioma, el principal aporte de inositol viene de alimentos como los **cereales de grano entero**, **semillas** (principalmente **sésamo y lino**), **leguminosas** (principalmente **habas**; cuidado con las lentejas peladas, ya que su contenido en inositol es mucho menor), **almendras y nueces**, **salvado de arroz y trigo**, **lecitina de soja**, **germen de cereales, suero de mantequilla (mazada), yema de huevo** o **microalgas**.

Dentro de este grupo de alimentos, en el caso de los cereales de grano entero, las semillas y leguminosas, la biodisponibilidad (capacidad que tiene tu cuerpo para absorber un nutriente) del inositol es muy baja. Puede incluso bloquear la absorción de algunos minerales esenciales, como calcio, hierro y zinc; esto ha llevado a considerar el inositol presente en estos alimentos como un antinutriente. (9)

Para poder asimilar el inositol de la forma apropiada a partir de estas fuentes y de esta forma, reducir el estrés y la ansiedad sin llegar a ser un antinutriente; debes de aplicar una o varias de las siguientes técnicas:

Remojo.

El remojo, también es un tratamiento previo que se suele utilizar comúnmente para la germinación (brotes) y el malteado. (9)

Cuando vayamos a preparar **cereales de grano entero** (ejemplo arroz integral), **semillas** (ejemplo de lino marrón) y **leguminosas** (ejemplo lentejas), es fundamental que los dejemos remojados en agua.

El remojo perfecto para las legumbres.

El remojo se hace siempre en agua limpia, en un recipiente bien grande. Hay que poner, por lo menos el triple de líquido, ya que las legumbres pueden triplicar su volumen. Introduce el recipiente en el horno a una temperatura de 45ºC un mínimo de 4 horas y un máximo de 8; si las dejas más tiempo se empezaría a perder sus propiedades.

Lo más práctico es ponerlas a remojo antes de ir a dormir y quitarlas al levantarte. Las lentejas incluso puedes ponerlas por la mañana temprano, pero para los garbanzos y las alubias lo mejor es ponerlas la noche anterior.

Tiempos de cocción de cada legumbre.

Las lentejas y alubias/habas se ponen en la olla con agua fría, los garbanzos se echan cuando ya está caliente el agua. El agua debe cubrir un par de dedos las legumbres.

Los primeros minutos debes hervir las legumbres a fuego fuerte, para que salga una espuma que tienes que retirar.

El tiempo que tienes que cocer las legumbres es el siguiente:

- ❖ **Lentejas.** Necesitan como unos 40-50 minutos, algo menos si usamos variedades de cocción rápida como las verdinas – Lanzarote, pardina – franciscana o marrón. En olla a presión el tiempo se reduce considerablemente, a unos 10-15 minutos.

- ❖ **Garbanzos.** Necesitan algo más que las lentejas, entre 60-90 minutos, aunque son recomendables dos horas para guisarlos con calma y que queden bien tiernos. En la olla a presión tardarán unos 20-25 minutos si se han remojado bien.

- ❖ **Alubias.** El tiempo exacto varía un poco según la receta y su variedad; las más tiernas necesitan mínimo 45 minutos, pero si quieres un guiso con cuerpo, necesitarás un par de horas. Con la olla rápida serán suficientes unos 15-18 minutos.

<u>Trucos para cocinar legumbres.</u>

Apunta estos trucos y utilizarlos cuando cocines legumbres en casa:

- ❖ Echa la sal al final. Así conseguirás una piel más tierna y de esta forma te dará menos gases.
- ❖ No debes remover nunca la olla con cuchara, ya que de lo contrario puedes llegar a romperlas.
- ❖ Se puede añadir agua a mitad de la cocción si te has quedado corto/a; debe de estar caliente, salvo con las alubias que deberá ser siempre fría.

El remojo perfecto para los cereales de grano entero.

Primeramente, colócalos en un colador de malla fina y lávalos ligeramente. En el caso de la quinoa o el mijo habrá que lavarlos hasta que el agua que cae sea clara. Muchas marcas venden la quinoa ya lavada, por lo que infórmate en el modo de empleo del envase si este paso es necesario.

Al igual que en las legumbres, el remojo se hace siempre en agua limpia, en un recipiente grande. Hay que poner, por lo menos el doble de líquido. Debes adicionar vinagre o zumo de limón al agua hasta alcanzar un pH entre 4.5–5.0, recuerda la proporción de agua y vinagre que te indiqué para las semillas de amapola. Introduce el recipiente en el horno a una temperatura de 55ºC durante aproximadamente 12 horas, esto varía en función del cereal. La quinoa (aprox. 5 horas), el mijo (aprox. 6 horas) o la avena (aprox. 8 horas) necesitan menos tiempo de remojo. No los dejes más tiempo, ya que se empezarían a perder sus propiedades.

Finalmente, cuela los cereales y lávalos bien debajo del grifo, no olvides escurrirlos bien.

El remojo perfecto para las semillas.

Sigue los pasos indicados para las semillas de amapola.

Germinación.

El proceso de germinación es muy sencillo y comienza con el remojo.

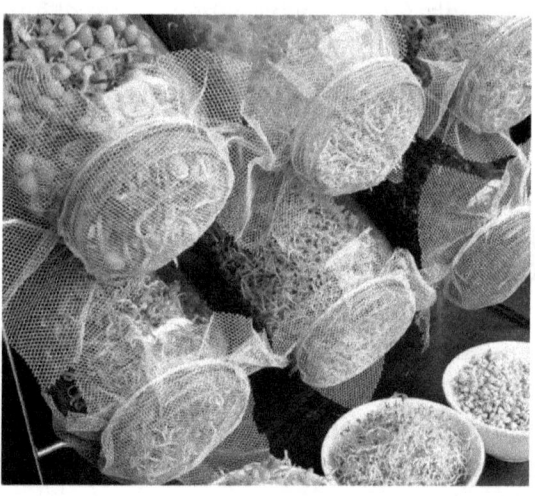

La germinación perfecta para las legumbres y cereales.

Una vez puestas a remojo, escurre las legumbres o cereales y déjalas sobre un colador grande encima de una cazuela para que escurran todo el líquido.

Si es invierno puede que se mantengan húmedos durante todo el día sin necesidad de volver a humedecerlas; pero si es verano, conviene que las humedezcas con agua. Por ejemplo, los escurres por la mañana, las dejas en el colador y por la tarde, las vuelves a humedecer con agua en el colador. El agua debe de estar sin cloro, por lo que, si la utilizas clorada, hiérvela antes durante 10 min y déjala enfriar; de este modo eliminarás el cloro del agua.

Repite la operación los 2 o 3 días siguientes hasta que salga un brote y ya tienes tus germinados hechos para acompañas a tus tostas, batidos, ensaladas, purés o elaborar un pan germinado.

Puedes comprar un frasco germinador si quieres tener todo más organizado.

La germinación perfecta para las semillas.

Sigue los pasos que te he dado para las semillas de amapola.

Malteado.

El malteado es un proceso de secado o tostado, tras haberse remojado y germinado los granos de cereales. Es típico en la cebada y si ya la compras malteada, no es preciso que hagas los procesos de remojo ni germinación, ya que están implícitos en el malteado.

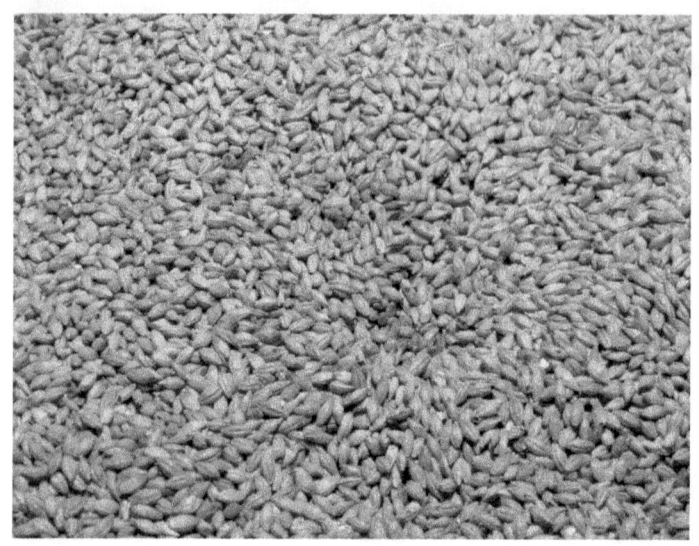

Fermentación y panificación.

En la fermentación disminuye el pH, lo cual provoca que se pueda aprovechar correctamente el inositol de los cereales de grano entero. Por otro lado, la flora microbiana propia de este proceso también contribuye a la digestión del inositol. Por este motivo, es importante una buena fermentación natural de las harinas y no utilizar levaduras químicas que no realizan esta función. Cabe puntualizar, que cuando se utiliza masa madre, se mejora más la biodisponibilidad del inositol comparado con el uso exclusivo de levadura, debido al mayor contenido de microorganismos de la primera (9). Por este motivo, elige siempre que te sea posible **pan de grano entero hecho con masa madre.**

Para finalizar con las recomendaciones para mejorar la biodisponibilidad del inositol en legumbres, cereales de grano entero y semillas, es importante que sepas que hay nutrientes que pueden atenuar el efecto bloqueador en la absorción de minerales. Estos nutrientes son los betacarotenos (frutas y vegetales naranjas, los mismos que te ponen la "piel morena") y ácido ascórbico o vitamina C (grosella negra, pimiento rojo o coles de Bruselas), el mayor antioxidante de la naturaleza. (9) Una fabada vegetal con una salsa que incluya pimiento rojo y zanahoria junto con unas grosellas negras de postre es una excelente comida para reducir nuestro estrés o ansiedad.

Lecitina de soja, un calmante natural, que además mejora tu memoria y reduce los niveles de colesterol.

La lecitina de soja proviene de la soja (*Glicine max L*), planta herbácea anual, originaria de china. De esta planta, ya se referencian manuscritos de Tzar Gan mu (2338 AC). De China se extendió a Japón, Corea e India. En 1901 llegó el primer barco a Londres transportando soja. Al principio sustituía la semilla de algodón en la industria jabonera. En estados Unidos, el cultivo de soja fue fuertemente impulsado por Henry Ford. En la actualidad, Estados Unidos, Brasil y argentina son los principales productores de soja.

La **lecitina de soja** es un complejo rico en **colina** e **inositol** (10). La colina es un nutriente esencial para la formación de acetilcolina, un neurotransmisor que mejora la memoria y del que hablaremos más adelante. Mientras que el inositol es esencial para formar GABA, el neurotransmisor, que nos calma en situaciones de ansiedad y estrés, del que tratamos en este bloque.

Pero... ¿Sabías cómo se produce la lecitina de soja?

La lecitina de soja se obtiene a partir del procesado del aceite de soja, siguiendo los siguientes pasos:

Los granos de soja llegan a la industria, se limpian y secan. Posteriormente se les quita la cáscara en un proceso denominado industrialmente descascarado.

A continuación, los granos de soja se trituran. En este punto, los granos ya triturados, se acondicionan en humedad y temperatura.

Antes de extraer el aceite, se realiza un laminado, que consiste en reducir el grano triturado a sémolas. Éstas se tamizan para eliminar impurezas restantes, para ya proceder a la extracción del aceite crudo de soja. La extracción se puede llevar a cabo por presión y/o por disolvente (hexano).

Finalmente, si se le ha añadido disolvente, antes de realizar la operación para obtener la lecitina, el aceite crudo se destila para eliminarlo.

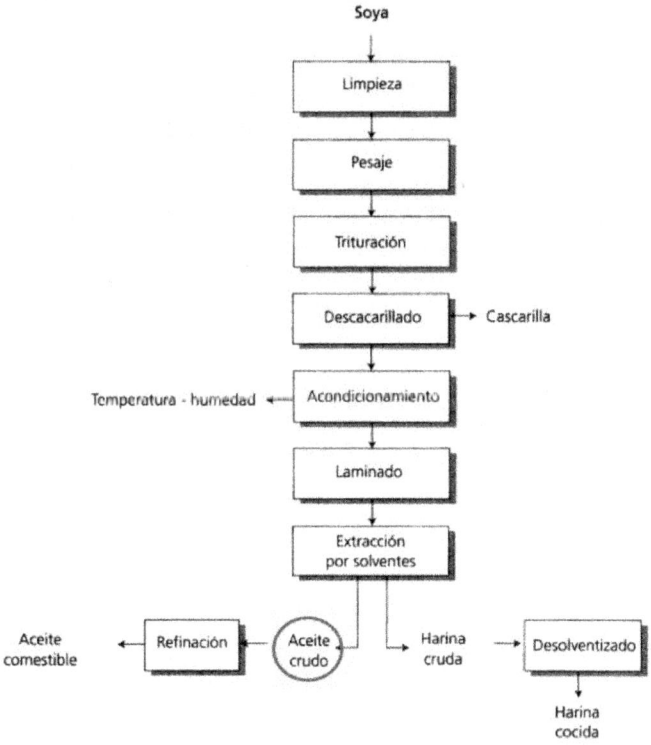

(11)Diagrama de obtención de aceite de soja crudo.

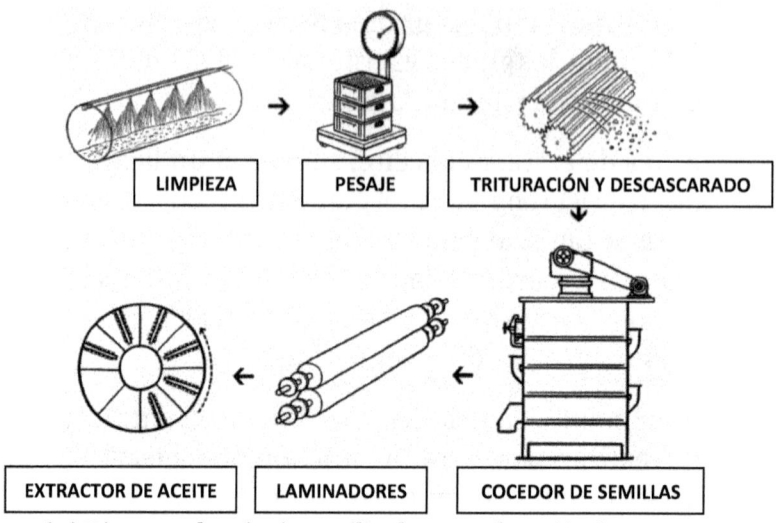

(11) Diagrama de máquinas utilizadas para obtención de aceite.

Una vez obtenido el aceite crudo de soja, se realiza un proceso, conocido industrialmente como desgomado de aceite.

El desgomado es un proceso físico de hidratación continua que consiste en añadir agua caliente al aceite. Así, la lecitina de soja se puede separar.

Finalmente, el producto obtenido se deshidrata en secadores continuos. (12) Una vez seco, ya tenemos la lecitina de soja que encontramos en cualquier tienda.

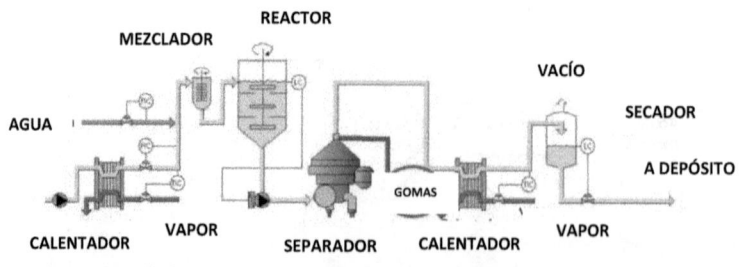

Obtención de lecitina de soja (gomas) a partir de aceite en crudo.

Microalgas, el futuro alimento antiestrés y ansiedad.

Un alimento no muy común en nuestra gastronomía, pero con propiedades sorprendentes en cuanto a superalimento que mejora nuestra salud mental, son las **microalgas**. Como ejemplos tenemos *Schizochytrium SP*, *Phaeodactylum tricornutum* o *Isochrysis galbana*. Son alimentos del futuro, que pronto veremos inundando las estanterías en las tiendas de alimentación especializadas. Pero ¿Por qué son importantes estas microalgas? La respuesta es que acumulan grasas saludables EPA y DHA (Omega 3) con inositol y colina. Este aspecto es tremendamente relevante ya que actualmente los dietistas-nutricionistas valoramos más el aporte de omega-3 junto con el inositol y la colina, debido a que, por un lado, la biodisponibilidad de omega-3 en el sistema digestivo es mucho mayor cuando se aportan con estos nutrientes.

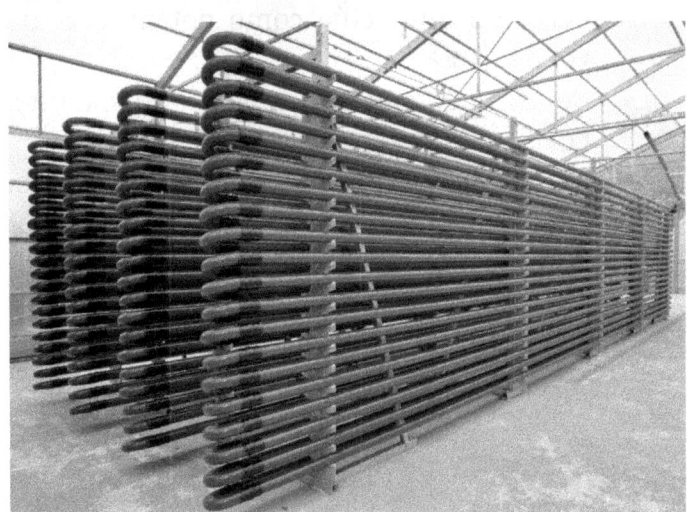

La taurina, un nutriente para nuestro equilibrio emocional que potencia la producción de GABA.

La taurina es un neurotransmisor que relaja y tranquiliza. Lo produce nuestro cuerpo, pero no en la cantidad suficiente cuando sufrimos una alteración de nuestra salud mental; por lo que se debe aportar con la dieta. Los alimentos de origen animal constituyen su única fuente dietética, (13) y dentro de estos lo ya indicados anteriormente: **mejillones o almejas, carne de pavo o pollo, pescado blanco, salmón del atlántico o atún.**

Las razones por la que este neurotransmisor es importante, aparte de estar involucrado en numerosos procesos biológicos con importantes efectos beneficiosos para la salud, se han puesto de manifiesto a través de distintos estudios y estas razones son varias:

- Posee un efecto relajante del sistema nervioso debido a que actúa como potenciador de GABA. [22]
- Se le ha encontrado acción antioxidante. (13)
- Cuenta con capacidad antiinflamatoria. (13)

Té verde sin teína: el alimento de la tranquilidad.

La **teanina** es un aminoácido que se descubrió en el té y de ahí deriva su nombre, se encuentra casi exclusivamente en esta bebida y especialmente en el té verde.

Estudios recientes han encontrado que cuando se consume se produce un aumento en las ondas cerebrales asociadas a un estado de nuestro cerebro relajado, pero a la vez atento a lo que sucede en el entorno. Este estado, nos permite procesar correctamente la información y tomar decisiones acertadas, debido a la disminución del estrés y la ansiedad que nos proporciona tener la situación controlada.

Por lo tanto, la teanina ejerce un efecto neuronal relajante, potenciando la liberación de neurotransmisores como la dopamina, serotonina y GABA. Esta función neuronal lleva a una disminución de la ansiedad.

Publicaciones científicas en revistas de prestigio, indican que cuando se consume té verde existe una disminución en la puntuación de test para valorar la ansiedad (tienen menos ansiedad) y aumento en la puntuación de pruebas que evalúan la tranquilidad (están más tranquilos/as). (14)

Elige la variedad de té verde sin teína, para que esta sustancia no contrarreste el efecto de la teanina.

Glutamato, equilibra nuestro estrés y ansiedad con estados de tranquilidad y relajación.

El glutamato es un neurotransmisor que actúa como llave para el equilibrio emocional. Su función es que no sufras exceso de ansiedad o estrés, pero tampoco te tranquilices o relajes en exceso, ya que cualquier exceso de estos estados emocionales podrían ser contraproducentes para tu equilibrio emocional.

El glutamato es producido por la **glutamina**, que es un aminoácido que está implicado en numerosos procesos de nuestro metabolismo, aunque en este libro nos centramos en sus características como psico-nutriente. (15) El estrés o la ansiedad crónicos podrían hacer imprescindible su aporte con los alimentos, ya que sino no se podría alcanzar el equilibrio emocional. Los principales alimentos que contienen este nutriente son: **queso parmesano o romano, gelatina sin azúcar añadido, espirulina, tofu, nueces y almendras o la cecina y el jamón serrano.**

Debes fijarte en el etiquetado de la gelatina, es imprescindible que contenga proteína en su información nutricional, un buen valor sería 5 g. cada 100 g. de producto.

Si llegaras a tener niveles bajos de glutamina podrías tener desordenes inmunológicos que conllevarán la aparición de enfermedades autoinmunes o que constantemente tuvieras enfermedades por virus o bacterias. También se podrían producir cambios en la estructura y función de la mucosa intestinal, produciéndose una mala absorción de nutrientes y problemas gastrointestinales. Los niveles bajos de glutamina también pueden producir una disminución de nuestra capacidad antioxidante e incluso producir resistencia a la insulina, con lo que aumentaría el riesgo de diabetes tipo II. Pero como te dije al principio de este párrafo, me centraré en sus funciones a nivel neuronal, donde una de sus principales funciones es sintetizar el neurotransmisor glutamato. (16)

Es importante consumir alimentos que contienen el aminoácido glutamina para alcanzar ese equilibrio, y sobre todo si sufres estrés y ansiedad.

El consumo directo de glutamato a través de los alimentos como el aditivo alimentario glutamato monosódico (E621) puede producir un exceso de este neurotransmisor, produciendo estrés, ansiedad o incluso taquicardias, sobre todo en niños y adolescentes, más sensibles a la excitación neuronal. ¡Cuántos documentales televisivos verías sobre este aditivo alimentario! Procura evitarlo en la medida de lo posible.

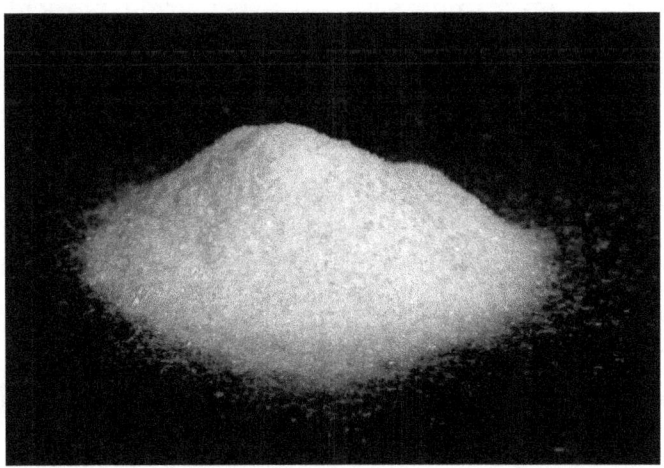

¿Te preguntas que es el tofu?

El tofu es como un queso, pero realizado con bebida de soja. Es una comida típica de oriente, que se ha ido introduciendo poco a poco en nuestra gastronomía, debido a la globalización cada vez mayor de la alimentación y a sus importantes beneficios para la salud. Como anteriormente te he dicho, el tofu tiene una base de bebida de soja (semillas de soja y agua) a la que se le añade un coagulante. Posteriormente se prensa para separar la parte líquida de la sólida, de modo similar a como se prepara el queso a partir de la leche. Puede estar también fermentado, como en el caso de los quesos tradicionales, en este caso recibe el nombre de tofu fermentado. Dependiendo de su contenido en semillas de soja, elige siempre la marca que tenga mayor porcentaje, es un alimento rico en proteínas. Sus proteínas además están formadas por aminoácidos como la **glutamina**, que lo llevan a convertirse en un superalimento imprescindible para mejorar tu salud mental.

Organolépticamente su textura es firme, parecida a la de un queso y su color es blanco crema si no es fermentado. (17)

A la hora de cocinarlo, combínalo con las especias que más te gusten ya que el tofu absorbe su sabor con facilidad. Es un superalimento que puedes utilizar como ingrediente para tus guisos y sopas o tomarlo con tus ensaladas favoritas.

En ningún momento de su proceso de elaboración se utilizan seres vivos, es por ello por lo que es ampliamente utilizado como sustituto de la carne por los vegetarianos. (17)

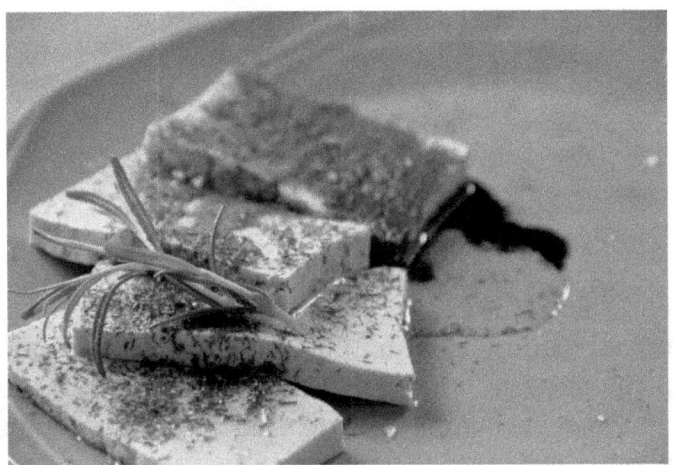

CAPÍTULO 3: LA DEPRESIÓN.

"Nuestro cerebro es el mejor juguete que se ha creado. En él están todos los secretos, incluso el de la felicidad".

Charlie Chaplin

Estar deprimido/a es un estado de ánimo; cuando nuestro humor dominante o nuestro sentimiento principal a lo largo del tiempo es una sensación desagradable, que nos lleva a tener ideas, pensamientos o llevar a cabo acciones destructivas para nuestro cuerpo o mente podemos decir que la persona se encuentra deprimida. (1)

La persona deprimida tiene un sentimiento constante de tristeza, inutilidad, pérdida de interés por el mundo y falta de esperanza en el futuro, que lleva a que esa persona este incapacitada para la realización de tareas comunes para su independencia funcional. (1)

No pienses que por estar de bajón anímico un momento o unos días sufres depresión. Habitualmente las personas experimentamos un amplio abanico de estados de ánimo y de expresiones afectivas, que no siempre son agradables y felices, pero somos conscientes de ello y sabemos que después de los días buenos, vendrán días malos, tomamos decisiones para superar los malos momentos y para que los buenos se mantengan en el tiempo; como por ejemplo aprender a comer, practicar deporte o socializar con los amigos. A diferencia de las personas que sufren un trastorno de ánimo como la depresión, la gente que sufre bajones anímicos, lo que se conoce como distimia, siente que tiene cierto control sobre su estado de ánimo. En la depresión se pierde esta sensación de control y se experimenta un malestar general. (1)

Y desde el punto de vista médico, ¿Cómo se si tengo depresión o tengo distimia? Desde 1960, la depresión se ha diagnosticado basada en criterios sintomáticos preestablecidos por el Manual diagnóstico y estadístico de los trastornos mentales, 4ª edición, texto revisado (DSM IV-TR). Para que se establezca el diagnóstico de depresión se requiere un cambio en el estado de ánimo, caracterizado por tristeza o irritabilidad, acompañado de varios cambios, como alteraciones del sueño, del apetito o deseo sexual, estreñimiento, pérdida o incapacidad para presentar placer en el trabajo o con amigos (lo que se denomina médicamente anhedonia), llanto, ideas suicidas, lentitud anormal en la articulación de las palabras (se conoce como bradilalia) y lentitud en el movimiento (bradicinesia); seguramente hayas mantenido o mantendrás una conversación con alguien que hable despacio y se mueva lento, recuerda en ese momento alguna de las recetas que te podrás descargar con el link del final del libro y aconséjaselas, esa combinación de alimentos clave le ayudará enormemente en su vida. Otra característica de la depresión es que los cambios indicados duren un mínimo de dos semanas e interfieran de forma importante en las relaciones interpersonales y en el trabajo. (18)

Al final de este libro, en el anexo 1, incluyo la Escala de Hamilton para la depresión (HAM-D). Es un cuestionario de 17 preguntas fácil y validado científicamente con el que sabrás si padeces depresión y en el caso de padecerla, el grado en que te encuentras. Si después de realizarlo, tus resultados son superiores a una depresión leve, te aconsejo que además de introducir en tu dieta los superalimentos indicados en este libro para mejorar tu salud mental, visites a un psicólogo.

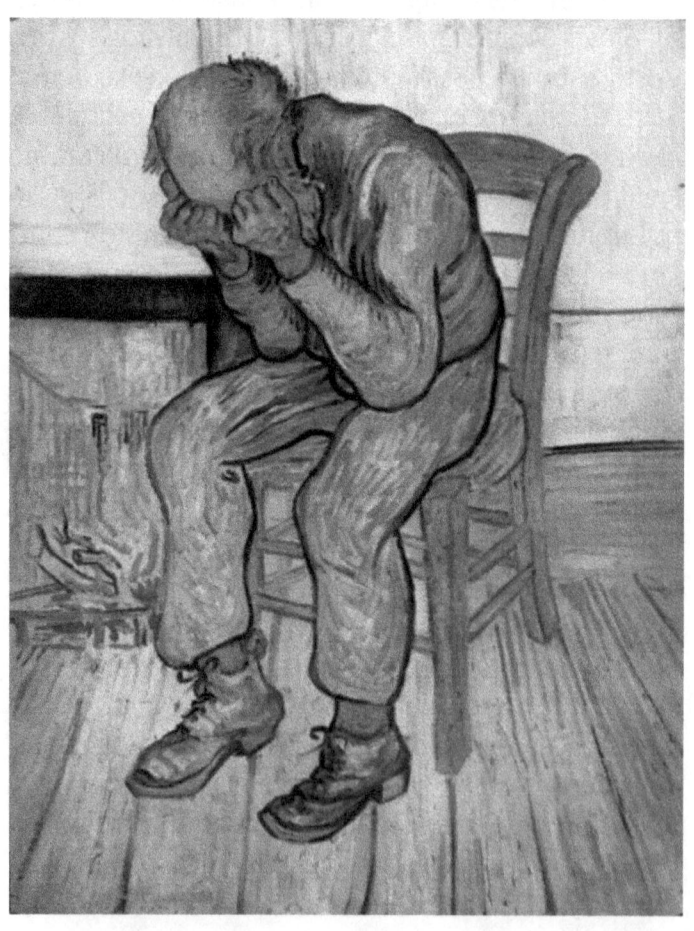

Epidemiología de la depresión.

La depresión forma parte de los trastornos del estado del ánimo, éstos son las enfermedades mentales más comunes y afectan el doble a mujeres que a hombres. Si creías que los hombres se deprimen menos que las mujeres, estas en lo cierto, la ciencia y variables genéticas en unos y otros lo avalan.

La prevalencia de trastornos mentales varía del 4,3 al 26,4%, según datos epidemiológicos de la Organización Mundial de la Salud (OMS) recabados en 14 países de América, Europa, Oriente Medio, África y Asia. En estos estudios participaron 60.463 personas mayores de edad, y los trastornos más comunes fueron la ansiedad y la depresión. La prevalencia en el período 2001-2003 para la depresión fue del 0,8-9,6%, y el país con mayor índice fue Estados Unidos, con el 9,6%; por otro lado, México y España refirieron valores próximos a la media (4,8 y 4,9%, respectivamente), mientras que el país con menor prevalencia fue Nigeria (0,8%). Por ello, esta organización ubica a la depresión como la cuarta causa de discapacidad en el mundo, además el informe indica que, para el año 2020, sino antes, estará en segundo lugar.

Resulta paradójico, como uno de los países más ricos, con una alimentación más industrializada, llena de comida basura y desequilibrada es el que mayor nivel de depresión referencia, mientras que países con una cultura alimentaría más tradicional y menos procesada, referencian índices de depresión menores.

Otro dato preocupante que esconden las encuestas es que una de cada cuatro personas tiene el riesgo de padecer alteraciones mentales, como la depresión, a lo largo de la vida. Es importante darle seriedad a este dato, ya que se utilizó una muestra de 21.425 sujetos mayores de edad, con una vida como la de cualquiera de los que estáis leyendo este libro, y que formaban parte de seis países europeos, y de los cuales el 12,8% comunicó haber padecido depresión alguna vez.

Las personas menores de 45 años son las que más frecuentemente desarrollan depresión. La edad de inicio típica para la depresión es entre los 20-40 años. (18)

Este trastorno del estado de ánimo disminuye los niveles en el cerebro de los neurotransmisores noradrenalina, serotonina y dopamina; (18) por lo que sí, sobre todo eres mujer, debes incluir con mayor constancia y exigencia los superalimentos que descubrirás en este libro, de este modo equilibrar estos tres neurotransmisores, para así procurar no entrar dentro de estas estadísticas y no tener que consumir medicamentos antidepresivos, los cuales, están relacionados con síntomas como lentitud en la realización de acciones diarias, disfunción sexual, toxicidad cardiaca o interacciones con alimentos u otros medicamentos. (19)

Alimentos contra el estado de ánimo bajo y la depresión.

Los dietistas-nutricionistas han analizado los vínculos entre lo que comemos y la psicología humana, y han descubierto que una mezcla de hormonas, que se crean a partir de determinados nutrientes de los alimentos, determina nuestro grado de bienestar. Se ha demostrado científicamente que la **serotonina**, la **dopamina** y la **noradrenalina** son sustancias clave contra la depresión al generar sensaciones de felicidad, satisfacción en nuestra vida e indirectamente sueño reparador, este último efecto a través de la transformación en nuestro cuerpo de serotonina en melatonina, una hormona imprescindible para nuestro sueño. Si alguna vez utilizaste complementos de melatonina o triptófano para dormir, a partir del conocimiento de los siguientes alimentos, nunca más los volverás a utilizar.

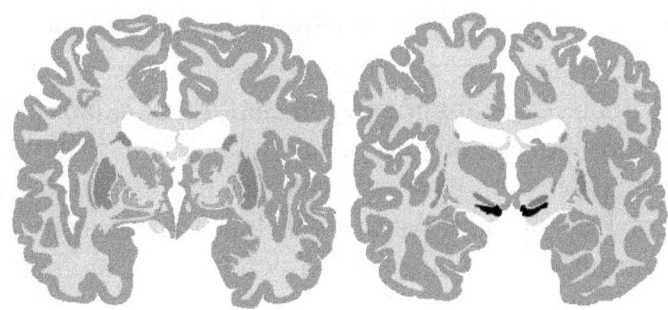

La serotonina, la molécula de la felicidad.

La serotonina se encuentra principalmente en el tracto gastrointestinal y nuestro sistema nervioso. La serotonina que se produce en el tracto gastrointestinal sirve para modular la contracción y movimientos intestinales. (20) Por lo que un desequilibrio, ya sea por exceso o defecto de este neurotransmisor nos ocasionaría problemas digestivos.

La serotonina está involucrada en varias funciones cerebrales y respuestas emocionales, que van desde el sueño, la regulación de nuestra temperatura corporal, la cognición o como percibimos nuestro entorno (de forma positiva o negativa), la nocicepción (los niveles bajos de serotonina hacen que notemos más el dolor), la ansiedad, el estado de ánimo o humor, el comportamiento sexual o incluso el apetito (20), una persona con niveles correctos de serotonina comerá menos y de forma más equilibrada, con ello potenciará y mejorará su salud mental y evitará caer en estados depresivos.

Los niveles bajos de serotonina favorecen la tendencia a ser negativo, los pensamientos pesimistas, el estar irritable constantemente, el sentir ansiedad por cualquier cosa que nos pasa en la vida, el sentirnos con depresión, tener ataques de impulsividad o irritabilidad e incluso llegar a tener trastornos obsesivos-compulsivos, ataques de pánico, caer en el abuso de drogas y alcohol (tener la necesidad de tomar una cerveza o una copa de vino todos los días, puede estar escondiendo niveles bajos de serotonina), tener dificultad para dormir o que lo que duermes sea poco profundo y con pesadillas. (20)

Niveles bajos de serotonina y melatonina también se relacionan con el aumento del riesgo de síndrome metabólico (sobrepeso/obesidad, hipertensión, hipercolesterolemia y diabetes tipo II). ¿Qué más le puedes pedir a unos alimentos que equilibren la serotonina?

Entonces, ¿qué alimentos tengo que comer? La **serotonina**, podemos encontrarla **directamente** en algunos alimentos como Frutas, verduras y semillas. (21)

Análisis llevados a cabo en laboratorios descubrieron la presencia de serotonina en las plantas del género Citrus. [33] El género Citrus, comúnmente denominado como cítricos, se refiere a las especies de grandes arbustos o arbolillos cuyos frutos contienen niveles altos de vitamina C (ácido ascórbico) y ácido cítrico. Estos dos nutrientes son los que les proporcionan el sabor ácido a estas frutas. Aprovecho para recordarte que la vitamina C es uno de los mayores antioxidantes de la naturaleza y contribuye a que los neurotransmisores no se oxiden perdiendo su función.

Para tu curiosidad, el género citrus proviene de Asia tropical y subtropical, este género contiene frutas tan conocidas y utilizadas en nuestra gastronomía como el **limón, la naranja, la lima, el pomelo y la mandarina**. [32] Recuerda introducir todos los días alguna de estas frutas dentro de las 3 raciones de fruta diaria recomendadas.

Otra fruta donde podemos encontrar serotonina directamente es en el **plátano**, la mayor concentración de serotonina está en la cáscara, y la concentración máxima se alcanza cuando el fruto está demasiado maduro. [21] El plátano también contiene directamente noradrenalina, que como veremos más adelante, es antifatiga y también facilita el sueño. Prueba a realizar una infusión con la cáscara del plátano y te sorprenderán los resultados. Para antes de irte a dormir te propongo esta rápida y sencilla receta:

Infusión de plátano y canela.

Ingredientes.

- 1 plátano (mejor ecológico).
- Agua para una taza.
- Canela al gusto.

Preparación.

1. Retiramos las puntas de plátano y lo cortamos en rodajas con la piel incluida.
2. Añadimos en una cacerola el agua con las rodajas de plátano.
3. Hervimos durante 10 min.
4. Colamos el líquido y lo pasamos a una taza.
5. Añadimos la canela.
6. OPCIONAL: si nos gusta más dulce, podemos añadir una cucharada de postre con sirope de agave (mejor crudo ecológico) o Stevia.

Otros métodos analíticos, concluyen que aparte de los alimentos indicados anteriormente, los siguientes alimentos: **maíz, piña, tomate, kiwi y nueces** contienen elevadas cantidades de serotonina. [34]

¿Cómo saber si la piña está madura?

Es importante que la piña se encuentre en su punto, ya que el contenido en serotonina será mayor, por este motivo te daré 4 métodos que te ayudarán a elegir la piña correcta:

A) Huele el extremo inferior, donde se sitúa el tallo. Un aroma dulce indica que la piña está madura. Evita las piñas que huelan fermentadas.

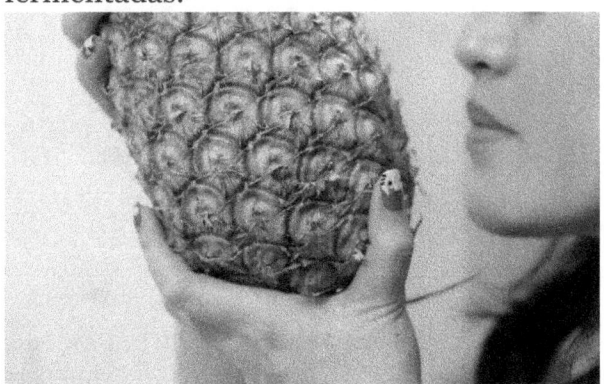

B) Aprieta la piña ligeramente con los dedos de una mano. Debe de estar firme cuando la presiones, pero lo suficientemente suave al tacto.

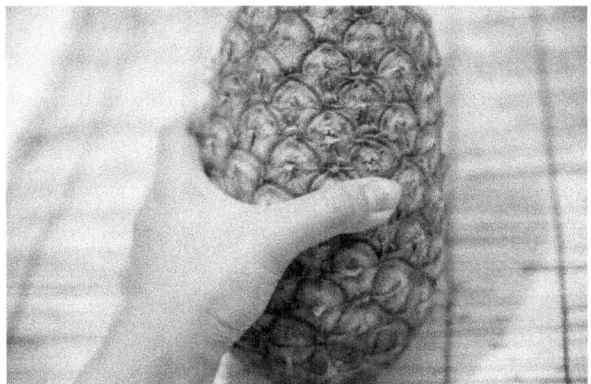

C) También puedes comprobar si la piña es pesada o no en comparación con otras de su mismo tamaño. Una piña más pesada significa que tiene más jugo, por lo que será una piña más madura y dulce.

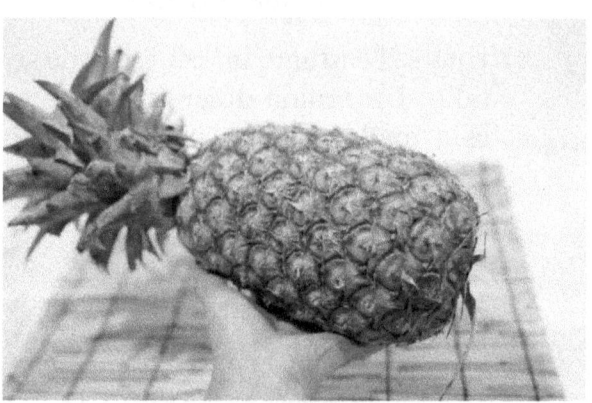

D) Saca una hoja de la parte superior central de la piña. Si está madura, podrás sacar la hoja sin mucho esfuerzo. Sin embargo, si la sacas con mucha facilidad, la piña podría estar podrida.

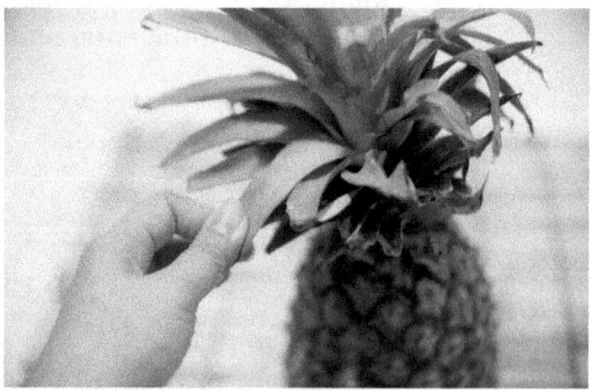

A parte de los cítricos, el plátano, la piña, el tomate y las nueces; otros métodos analíticos han identificado serotonina en más de 100 especies y familias de plantas, muchas de las cuales son fuentes alimentarias comunes en nuestra gastronomía. Dentro de estos análisis, también se encontraron cantidades relativamente altas de serotonina en **ciruelas**, **verdura de col** y **salsa de soja** (tienes que tener cuidado con el azúcar o la sal añadida en algunas marcas).

Los estudios más recientes encontraron serotonina además en **pimienta, uvas, té, café y vino**. [20]

Pero como describimos anteriormente, la **serotonina** también la puede producir nuestro cuerpo **indirectamente a partir** del aminoácido **triptófano**, a pesar de ello, es importante que la consumamos directamente, ya que estados inflamatorios o el envejecimiento dificultan que el triptófano se convierta en serotonina. (20)

Este aminoácido se encuentra en la composición de ciertas proteínas, que debemos incluir con los alimentos.

Los beneficios del triptófano en relación con la ansiedad y la depresión se pueden resumir en que:

- Es un relajante natural.
- Ayuda a aliviar el insomnio y nos ayuda el sueño normal.
- Reduce la ansiedad y la depresión, normaliza nuestro estado de ánimo.
- Ayuda a controlar la hiperactividad en los niños.

Otros beneficios interesantes son que:

- Ayuda a que el sistema inmunológico funcione correctamente. Este punto es importante para nuestra salud, ya que numerosas enfermedades crónicas de nuestra sociedad tienen una base de desorden inmunológico.
- Ayuda en el control de peso al reducir el apetito.

¿Qué alimentos están en el top 5 de ricos en triptófano? En este grupo encontrarás la **espirulina en polvo**, el **bacalao salado**, las **semillas de sésamo o tahini**, la **soja** y las **semillas de calabaza.**

Para que el triptófano produzca serotonina es necesario el apoyo de otros nutrientes que debemos aportar con los alimentos. (20) Estos nutrientes y alimentos son:

- Hidratos de carbono (patata, arroz integral o pan de grano entero).
- Grasas omega-3 (arenque, trucha o salmón).
- Vitamina C (grosella negra, pimiento rojo y coles de bruselas).
- Vitamina B1 (Salvado de arroz, sésamo y espirulina en polvo).
- Vitamina B6 (germen y salvado de trigo, arenque y pistacho).
- Vitamina B9 o ácido fólico (Hígado de pavo/pollo, germen de trigo y habas).
- Vitamina B12 (Almejas, pulpo y caballa).
- Calcio (Semillas de amapola, queso parmesano y sésamo).

- <u>Magnesio</u> (Salvado de arroz/trigo, Semillas de cáñamo/calabaza y bígaro).
- <u>Zinc</u> (Germen de trigo, semillas de calabaza/girasol y Salvado de trigo).

Por este motivo, no sigas dietas hiperproteicas que no incluyan carbohidratos en las comidas principales, el no incluirlos puede favorecer un estado de ánimo bajo. ¿No te ha pasado que cuando te sientes mal anímicamente, el cuerpo te pide comer una pizza rica en carbohidratos o un pastel? Esto es debido a que, los carbohidratos se transforman en azúcar en sangre y estimulan la producción de insulina, la insulina hace que las neuronas del cerebro capten mayor cantidad de triptófano, con el cuál nuestro cerebro puede producir mayor cantidad de serotonina. (1)

Por otro lado, la producción de serotonina se activa con el oxígeno, por lo que la actividad física regular mejora su producción, junto con la estimulación de endorfinas, relajantes naturales que generan también un estado mental similar al de la serotonina. (20)

Un descanso reparador también activa la conversión de los alimentos ricos en triptófano en serotonina. (20)

Otro dato dicho anteriormente y que debes de tener en cuenta es que los hombres producen hasta un 50% más de serotonina que las mujeres, por lo tanto, las mujeres son más sensibles a los cambios (20) que tengan en su alimentación.

Hoy conocerás el superalimento que te cambiará tu vida.

La espirulina se obtiene a partir del género Arthrospira, a modo de curiosidad, son cianobacterias, una clase de organismos de una única célula que reciben el nombre común de "algas azules". (22)

En sus orígenes, era recolectada por los lugareños de las orillas del lago Chad, a la que llaman dihé. Éstos, utilizaban la espirulina para su propio consumo.

El año 2007 se empezó a explotar de forma industrial para su comercialización, al irse identificando cada vez más propiedades. Es un alimento de alto valor añadido, por lo que permite obtener ingresos económicos que mejoraran las condiciones de vida de las poblaciones más pobres de África. (22) Actualmente, la gran mayoría de espirulina que encontramos en el mercado procede de china, pero su producción está generalizada a nivel mundial, encontrando productores también en España.

Su sabor es muy característico, con un aroma muy marcado a mar. Empieza utilizando poca cantidad para irte acostumbrando a su sabor.

Hoy en día la espirulina se considera un superalimento, con propiedades para mejorar tu salud mental.

Dentro de su alta cantidad en proteína es rica en **triptófano**, que es un aminoácido contra la depresión, la ansiedad y que facilita el sueño.

Otro aminoácido que contiene la espirulina es la **fenilalanina**, necesario para la formación de noradrenalina y dopamina. Recuerda que estos dos neurotransmisores son necesarios para combatir la ansiedad y la depresión y que se encuentran bajos en estos estados.

Entre otros aminoácidos, también se encuentran la **glutamina**, con la que se produce glutamato, el neurotransmisor que nos equilibra emocionalmente. **leucina** e **isoleucina,** los necesarios para que se forme en nuestro cuerpo la hormona **oxitocina**, que es la encargada de nuestro apego hacia otras personas. Tener una buena relación con tu grupo de amigos/as, compañeros/as de trabajo-estudio o tu familia, es un pilar fundamental para no sufrir estrés o depresión.

En la espirulina también se encuentra la grasa saludable **omega 3** y la **vitamina B1,** nutrientes que entre otras funciones, potencian el efecto del triptófano.

En el recetario que te puedes descargar al final del libro, encontrarás una receta fácil y rápida para introducirla en el guacamole, espero que la disfrutes.

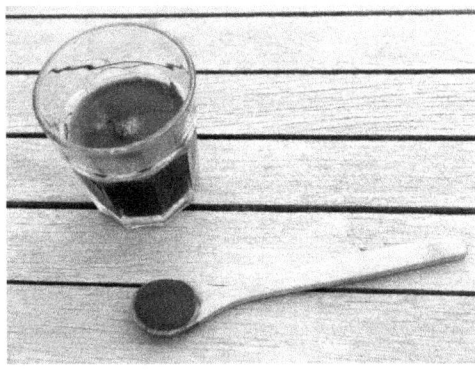

¿Sabías cómo se obtiene el bacalao desecado y salado?

Uno de los procesos más típicos para su elaboración es el siguiente: (23)

- Es salado y madurado durante 10-20 días. Para su maduración se pone en pallets y se deja secar en el interior de túneles de secado a una temperatura entre 20-25° C.
- Se irá controlando este proceso para que el bacalao no se seque en exceso o demasiado rápido.
- Tras la operación de secado y salado, el bacalao presenta una carne de color pálido y uniforme.

El bacalao que se obtiene es un alimento seco y salado por lo que hay que ponerlo en remojo. Hay que desalarlo e hidratarlo correctamente con lo que el tamaño del bacalao puede llegar a aumentar hasta un 30%. (23)

Para el correcto desalado del bacalao hay que seguir los siguientes pasos: (23)

Paso 1: Ponerlo a remojo.

> Quita la sal bajo el grifo con agua fría y coloca el bacalao a remojo en una fuente u olla con agua en la siguiente proporción: 3 partes de agua por 1 de bacalao, mantenlo a una temperatura entre 6-8°C. Te aconsejo que dispongas de un termómetro de cocina.

Paso 2: Cambiar el agua.

> Es necesario que cambies el agua de remojo cada 8 horas (3 veces al día) durante 48 horas (2 días).

Paso 3: Listo para cocinar.

> El bacalao ya estará listo para cocinar de la forma que más nos guste. Aunque te aconsejo que pruebas la deliciosa, rápida y fácil receta incluida en el recetario que te puedes descargar en el link del final del libro.

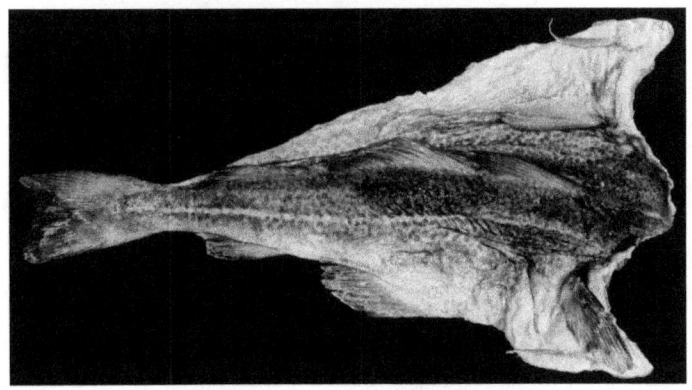

La dopamina, la sensación de recompensa.

La dopamina es un neurotransmisor producido en nuestro organismo por los aminoácidos **tirosina** o **metionina**.

La dopamina es el neurotransmisor de la búsqueda del placer y de las emociones, así como nos confiere un estado de alerta, que en equilibrio hace que nuestro cerebro disfrute más del momento, guarde los recuerdos con mayor facilidad o tome decisiones más rápido. La dopamina también potencia nuestro deseo sexual al mantenernos más activos/as.

Por el contrario, cuando la producción es deficitaria, puede aparecer desmotivación e, incluso, depresión. ¿Alguna vez tuviste estas sensaciones?

En al apartado siguiente conocerás los nutrientes y alimentos top para combatir la ansiedad y depresión, potenciando la motivación por la recompensa.

- **Queso parmesano y gruyere.**
- **Suero lácteo.**
- **VACUNO:** Redondo, tapa de ternera y cecina.
- **CERDO:** Lomo, solomillo de cerdo y jamón serrano.
- **Semillas y harina de sésamo.**

Por otro lado, se ha demostrado que algunas grasas como el ácido oleico (el del aceite de oliva virgen, por ejemplo) o el omega 3 (arenque, caballa, mejillón...) estimulan a través de las papilas gustativas, la secreción de dopamina en nuestro cerebro (24). No olvides introducirlas para potenciar el efecto de recompensa y disminuir la ansiedad - depresión.

El queso parmesano como motivador de recompensa y placer.

Esta variedad de queso proviene de la región de Parma (Italia). Su forma de elaboración es igual a la que utilizaban los monjes que lo crearon, en el sur del río Po, hace ya mil años.

Se elabora a partir de leche de vaca cruda, a la que se somete a un tratamiento térmico de máximo 40°C, cuajo y sal. Posteriormente se pone a madurar entre uno y cuatro años. Tiene un sabor afrutado y picante muy característico.

El parmesano es un queso semigraso reconocido por sus cualidades nutricionales y su fácil digestión.

Como superalimento es fuente de proteínas, donde destacan los aminoácidos **tirosina y metionina**, esenciales para la formación de dopamina, el neurotransmisor que nos produce el placer que sentimos cuando conseguimos algo que queremos. Otro aminoácido que destaca es la **Fenilalanina**, esencial para que en nuestro cuerpo ser produzca noradrenalina, que como recordarás, también se encuentra bajo en las personas con ansiedad y depresión, provocando que se encuentren fatigadas constantemente. Contiene también el aminoácido que produce glutamato, la **glutamina,** que como has leído anteriormente, se encarga de equilibrarte emocionalmente. Para rematar con las proteínas, contiene **isoleucina** y **leucina**, aminoácidos esenciales para la formación de oxitocina, el neurotransmisor del apego, el que liberan las madres cuando ven a sus hijos o cuando estas con una persona que quieres.

El queso parmesano es fuente de **calcio**, el cual, aparte de ser fundamental para los huesos y los dientes, como recordarás, es fundamental para que no te sientas cansado/a en situación de estrés o ansiedad.

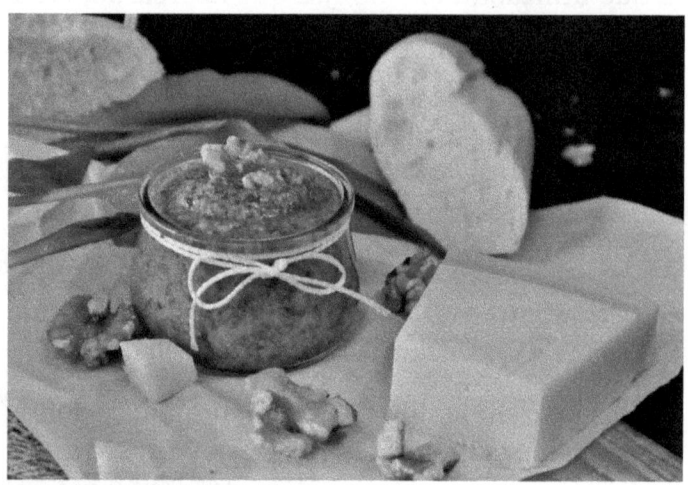

Suero lácteo. Qué es y cómo puede motivarte.

El suero lácteo es un producto que se obtiene durante la elaboración de los quesos. Cuando se corta la cuajada sale un líquido transparente que se desecha en el proceso de transformación. En el esquema siguiente puedes ver como se produce el queso y cómo se llega a extraer el suero.

```
RECEPCIÓN        PASTEURIZACIÓN         ENFRIAMIENTO    DESCREMADO    COAGULACIÓN
DE LECHE         SE REALIZA A 63-       DISMINUCIÓN                   SE ADICIONA EL
                 65ºC DURANTE           DE LA                         CUAJO Y SE
                 30 MIN                 TEMPERATURA                   MANTIENE A UNA
                                        A 40ºC                        TEMPERATURA DE
                                                                      30ºC DURANTE 30
                                                                      MIN

                                        EL CORTE FACILITA LA
                                        SALIDA DEL SUERO LÁCTEO

                 PRENSADO               DESUERADO                     CORTE
                                        SALADO          SE ALMACENA
ALMACENAMIENTO   ALMACENAMIENTO                         A 4ºC
                 ENTRE 2-5ºC
                                        ALMACENAMIENTO DE SUERO LÁCTEO
```

El suero lácteo o lactosuero es uno de los alimentos más contaminantes para el medio ambiente, por lo que su consumo no solo va a ser bueno para sentirte recompensado/a, sino que también contribuirás a cuidar el medio ambiente.

Para la producción del suero lácteo en polvo, el líquido se vuelve a calentar (pasteurización), luego se evapora el agua que contiene y finalmente se pasa por un atomizador, que es una máquina que lo convierte en polvo.

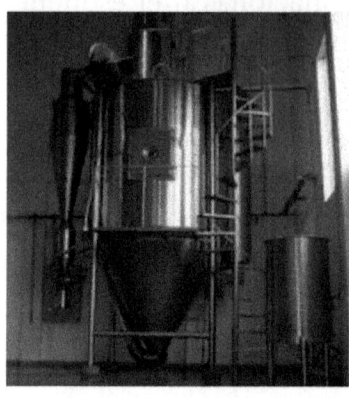
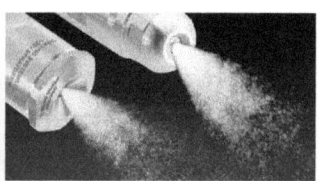

ATOMIZADOR

La producción mundial anual de suero lácteo en el año 2011 se estimó en más de 145 millones de toneladas, de esta cantidad, los principales productores fueron Estados Unidos y la Unión Europea (principalmente Alemania, Francia e Italia) con aproximadamente el 70% de la producción mundial. Industrialmente se usa como materia prima en la elaboración de alimentos como helados, yogures, bebidas, sopas, etc. (25)

En el suero se retiene cerca del 55% de los nutrientes de la leche y hasta un 20% de sus proteínas. Este polvo, que es el que podrás comprar como superalimento tiene un alto contenido en proteínas de alta calidad, (26) y entre los aminoácidos que se encuentran están la **tirosina y metionina**, que al igual que en el queso parmesano, son esenciales para la formación de dopamina, el neurotransmisor que nos produce el placer que sentimos cuando conseguimos algo que queremos.

Si el suero lácteo se obtiene en el proceso de elaboración de la mantequilla, en lugar del queso, recibe el nombre de suero de mantequilla o "mazada". En este caso, entre el potencial como superalimento destaca su contenido en los nutrientes **colina e inositol**. La colina es un nutriente esencial para la formación de acetilcolina, un neurotransmisor que favorece el sueño profundo (REM), la atención, la memoria y el aprendizaje. Mientras tanto, el inositol es esencial para formar GABA, un neurotransmisor implicado en la relajación y que hará que estés tranquila/o a lo largo de todo el día. De la acetilcolina hablaremos más adelante.

Otras funciones saludables que se han encontrado en el suero lácteo son la mejorara del sistema inmunológico, efectos favorables sobre el sistema cardiovascular (disminución de la tensión arterial y del colesterol LDL, llamado "malo") y acción antioxidante, entre otros. (25)

Puedes comprar el suero lácteo en polvo, e introducirlo en tantas preparaciones como a las que tu imaginación pueda llegar. Pero a modo de ejemplo, lo puede utilizar como sustituto de la harina o del pan rallado en los rebozados, elaboración de pan, preparación de aliños, batidos de frutas, elaboración de masas como la de la pizza o las arepas, preparación de natillas naturales, lo puedes adicionar a cremas de verduras o ensaladas, etc.

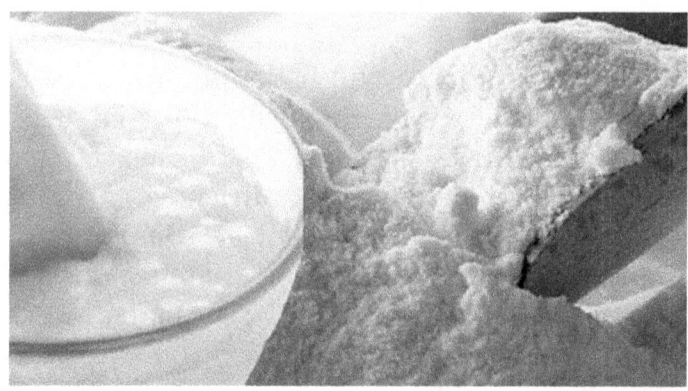

La noradrenalina, vitalidad y capacidad de decisión para prevenir la ansiedad y depresión.

Gracias a la noradrenalina, nuestro cerebro se encuentra en alerta y vital, por lo que los bajos niveles de este neurotransmisor causan disminución de la energía, capacidad limitada para concentrarse y problemas de sueño.

Aunque se ha encontrado **noradrenalina directamente** en el **plátano** (recuerda que también tiene serotonina) y la **patata** (27); este neurotransmisor se produce principalmente de forma natural en nuestro cerebro, a partir del aminoácido presente en los alimentos fenilalanina.

La **fenilalanina** no solo eleva nuestro estado de ánimo; sino que también disminuye el dolor, ayuda a la memoria y el aprendizaje, se utiliza para tratar la artritis, la depresión, los calambres menstruales, las jaquecas, la obesidad, el párkinson y la esquizofrenia. (1)

Pero... ¿Cuáles son los alimentos que te dan vitalidad por excelencia? **Semillas de calabaza, sésamo y cáñamo; harina de soja; gelatina sin azúcar; hígado de ternera y cerdo; Tapa/contra y redondo de ternera o cacahuete tostado.**

Gracias a esta información en exclusiva de nuestro libro, incluye diariamente alguno de estos alimentos y toma las decisiones correctas con vitalidad.

Semillas de cáñamo. Un superalimento desconocido hasta ahora.

Las semillas de cáñamo se extraen de la planta del cáñamo (*cannabis sativa*).

Se utilizan en medicina y alimentación desde la antigüedad. Se encontraron manuscritos antiguos de medicina china (206 A.C.- 220 D.C) donde ya aparecen citadas. No es un alimento que hasta ahora se conociera o se utilizara con frecuencia en la medicina tradicional de occidente, pero forma parte de la lista de 50 hierbas fundamentales en la medicina china.

Son ricas en aminoácidos que mejoran nuestro estado de ánimo como es la **fenilalanina**, también es rica en minerales como el **magnesio**, que como ya hemos visto, se encuentra disminuido en personas que sufren estrés o ansiedad y que lleva a estado de cansancio continuo, calambres, contracturas musculares, etc. Las semillas de cáñamo te ayudarán a prevenir todo esto, con lo que para mejorar tu salud mental son imprescindibles. Recuerda los consejos que ya te di para las semillas de amapola en cuanto a remojo, germinación o panificación. De este modo podrás aprovechar todos sus beneficios nutricionales.

Su sabor es parecido al de las almendras y si te preguntas como consumirlas, las opciones son infinitas, pudiéndolas comer en recetas tanto peladas, crudas, con/sin sal o tostadas/sin tostar.

Siempre que les descubro este superalimento a mis pacientes, lo primero que se le viene a la cabeza son los efectos psicotrópicos de la marihuana, pero no te preocupes por ello, las semillas de cáñamo no contienen prácticamente cannabioles, ni tampoco el principal componente narcótico de la marihuana, el conocido como THC.

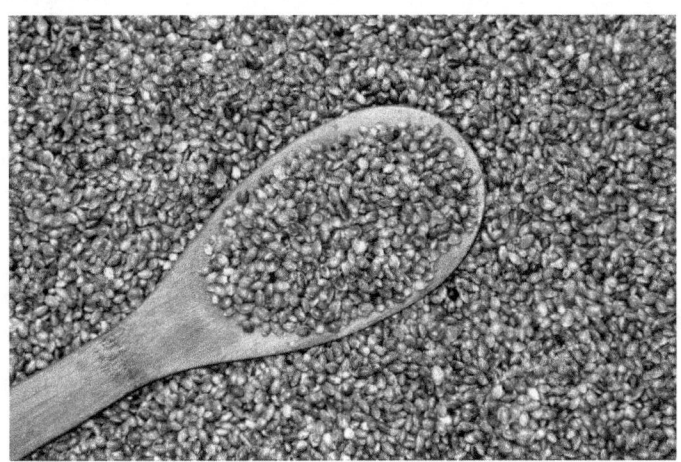

Anfetaminas naturales en los alimentos: la clave para el tratamiento de la depresión.

Al comienzo de este párrafo te explicaba que en estados de ansiedad constante y depresión se encontraban disminuidos los neurotransmisores serotonina, dopamina y noradrenalina. Por otro lado, te he descubierto cuales son los alimentos que tienes que comer para aumentar los niveles de estos neurotransmisores. Pero existen otros alimentos, con otras sustancias químicas que también disminuyen los niveles de ansiedad y depresión.

Una de estas sustancias químicas presente en los alimentos es la **feniletilamina.** A partir de hoy sabrás porque necesitas chocolate cuando tienes un estado de ánimo bajo. La feniletilamina es una sustancia que para nuestro organismo es semejante a la anfetamina, a nuestro cuerpo le cuesta diferenciar entre una y otra, por lo que podemos afirmar que la feniletilamina es un estimulante natural. (28)

Haciendo un poco de historia, la feniletilamina fue detectada en el cerebro de conejos por primera vez por Nakajima y colaboradores en 1964. Pero no fue hasta 1971 cuando fue aislada por Boulton y Majer en seres humanos. (29)

Ya en 1965, el Prof. Edmundo Fischer, investigador del Laboratorio de Psicofarmacología y Neuropsiquiatría Experimental del Hospital "José T. Borda" de Buenos Aires, propuso a la Feniletilamina (FEA) como posible estimulante cerebral, produciendo en el cerebro un efecto estimulante del placer y regulando el estado de ánimo, esto lo llevó a clasificarlo como una "anfetamina natural". (29)

Diez años más tarde de su descubrimiento, por el 1975, y con el prof. Edmundo ya fallecido, se publica en la revista "Neuropsiquiatría" (revista oficial del por entonces Instituto Nacional de Salud Mental) su última publicación, titulada: "Hipótesis feniletilamínica de la homeostasis tímica. Episodios depresivos y mecanismos de acción de las drogas antidepresivas".

En esta publicación, el prof. Fischer afirma que existen depósitos cerebrales de feniletilamina, con lo que sugiere que cuando nuestro estado de ánimo es bajo, se pone en marcha un mecanismo compensatorio en el interior de nuestro cerebro, que provoca la liberación de feniletilamina. Esto hace que nuestro estado de ánimo vuelva a su estado normal. En condiciones normales, nuestros mecanismos internos de autorregulación prevendrían los estados de euforia y asegurarían un equilibrio anímico, lo que médicamente se conoce como eutimia. (29)

En su última publicación antes de fallecer, el prof. Fischer concluye que la depresión es desencadenada por una disminución en el cerebro de feniletilamina. Esta conclusión es confirmada posteriormente por Boulton y Milward y otros investigadores. (29)

Para que seas consciente de la importancia que tiene esta sustancia para potenciar nuestro estado positivo de ánimo, las concentraciones bajas de feniletilamina en la orina se utilizan, a nivel médico, como un marcador de depresión. (28)

Y dada la importancia de esta anfetamina natural, te estarás preguntando como podemos beneficiarnos de sus efectos. Que sepas que nuestro organismo la produce de forma natural en pequeñas cantidades, pero si necesitamos mayor cantidad al estar de bajón anímico, la podemos ingerir directamente a través de determinados alimentos como el **cacao**, el **queso Cheshire** o **Edam**.

El nivel de feniletilamina que produce una persona varía dependiendo de las condiciones genéticas y de la alimentación que realiza, y sus necesidades aumentan en condiciones de estrés. No todo el mundo tiene la misma sensibilidad a la feniletilamina, por esta razón, no todas las personas sienten los mismos efectos cuando comen, por ejemplo, chocolate. (30)

Por otra parte, es importante saber que hay personas especialmente muy susceptibles a la feniletilamina. Individuos, como por ejemplo, los tratados con ciertos medicamentos antidepresivos (31) o personas que no consiguen producir la cantidad de enzima monoamina oxidasa (MAO) suficiente, pueden llegar a sufrir migrañas (30) o cefaleas , entre otros síntomas, al consumir alimentos ricos en feniletilamina. En estos casos se debería evitar el consumo de productos como el chocolate o los quesos curados, ricos en este psiconutriente.

Quesos. No solo el chocolate produce placer.

Las bacterias presentes en algunos quesos como son *Enterococcus sp.* y *Leuconostoc sp.* son capaces de producir feniletilamina en cantidades bajas. Por lo que el consumo de quesos como Cheshire y Edam es una fuente de ingesta directa de esta anfetamina natural. (31)

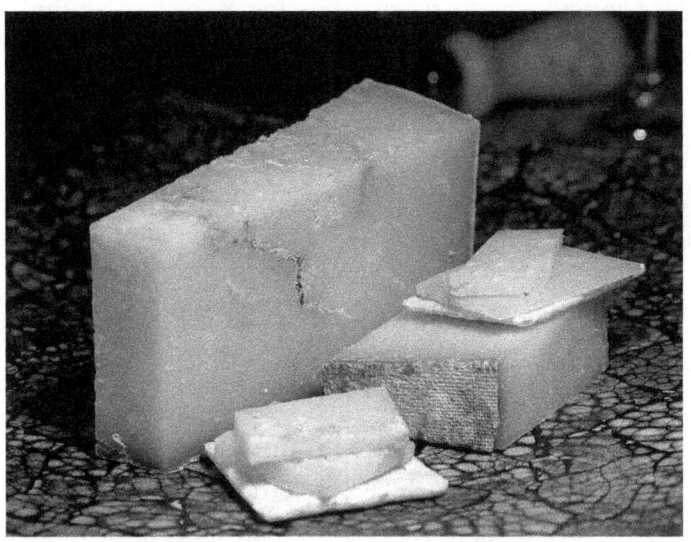

El placer del chocolate.

Haciendo un poco de historia, en la antigüedad el cacao se denominaba Theobroma, palabra que deriva del vocabulario griego y que significa alimento de los dioses. El procesado del cacao para alimentación se comenzó a realizar en Centroamérica por la civilización Olmeca. Para esta civilización el cacao era considerado un regalo de los dioses, recibiendo el nombre de "oro castaño". Su relación divina conllevó que distintas culturas lo introdujeran en su cultura gastronómica. Al cacao se le han atribuido un variado conjunto de propiedades terapéuticas, prevaleciendo alguna de ellas hasta la actualidad. [29]

Si tuviéramos que realizar un top de 5 psico-acciones del cacao podríamos enumerar las siguientes (32):

- El **azúcar** del cacao hace que el cuerpo absorba más triptófano, aumentando la producción de serotonina en el cerebro.
- El cacao aporta **teobromina**, un estimulante físico y neuronal similar a la cafeína.
- Nos aporta una anfetamina natural antidepresiva como es la **feniletilamina.**
- Estos impulsos de felicidad que proporciona el cacao hacen que nuestro organismo libere **oxitocina**, que es la considerada "droga natural del amor".
- El cacao y el chocolate también contienen **endocannabinoides**, sustancias que proporcionan euforia y son las responsables de la necesidad o antojos de comer chocolate.

¿Pero cuanto chocolate debemos consumir para que estos efectos sean máximos? Cada 100g de chocolate puro contiene 660 mg de feniletilamina, cantidad más que suficiente para que aumente la presión arterial y la frecuencia cardíaca, provoque una mejora del ánimo, sensación de felicidad y aumento del deseo sexual. (32) Esta cantidad se debe repartir en aproximadamente una onza de chocolate de más de 85% cacao al día.

Para otras muchas propiedades del cacao te dejo a continuación una tabla resumen de sus numerosas acciones.

PROPIEDADES	CONSTITUYENTES
Afrodisiaco	Feniletilamina/ Teobromina
Analgésico	Epicatequina
Cicatrizante	Manteca de cacao
Cardioprotector	Flavonoides
Disminuye la insulino-resistencia	Flavanoles
Diurético	Teobromina/ Teofilina
Energético/Revigorante/ Antidepresivo	Feniletilamina/ Teobromina
Estimulante cerebral	Cafeína/ Flavonoides
Hipocolesterolémico	Catequina/ Procianidina
Nutritivo	Minerales (Ca, Co, Fe, P, Mg, Mn, K, Na y Zn). Vitaminas (B1, B2, B3, B12 y E).
Termogénico	Teobromina
Vasodilatador	Flavanoles

FUENTE: (33)

¿Cómo se produce la anfetamina natural feniletilamina en el cacao?

Partiendo de la recolección de las vainas de cacao, de estas se extraen los granos de cacao que se dejan fermentar al sol. Es en esta etapa de la fermentación en la que se forma la feniletilamina. Las características del chocolate producido dependen de numerosos factores, como el contenido de azúcar naturalmente presente en el cacao, del tiempo de secado y fermentación o del proceso de molienda. (30)

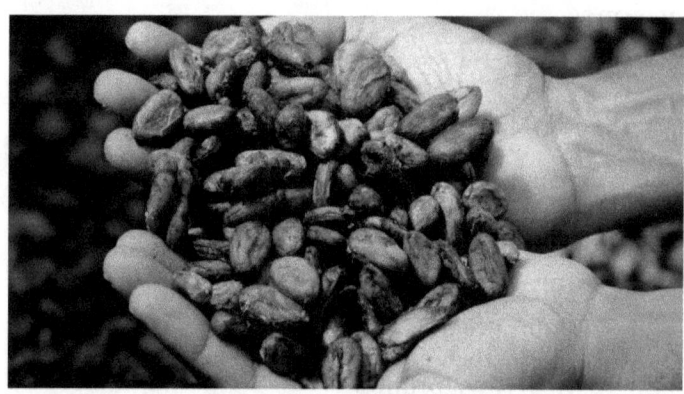

Otros compuestos en plantas comestibles con actividad antidepresiva.

Hasta ahora te he dado los alimentos con los aminoácidos y las anfetaminas naturales "claves" para combatir la depresión. Pero existen en lo que comes otras sustancias con capacidad ansiolítica y efectos antidepresivos. (19)

Estas sustancias las puedes encontrar en alimentos como: **cebolla en polvo, ajenjo, Bacopa monnieri en polvo, azafrán, cúrcuma, regaliz, lúpulo, hipérico o hierba de san juan, nuez moscada, nardo, guaraná, romero, palmiche, valeriana, salvia, semillas de vid o jengibre.** (19)

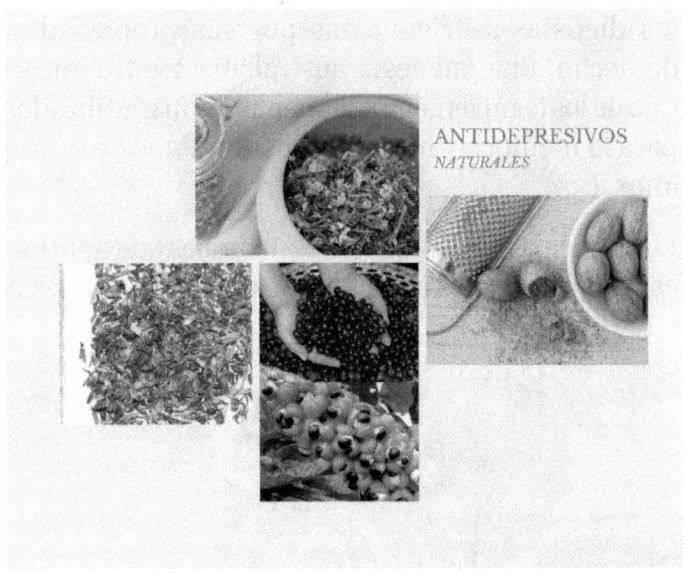

Bacopa monnieri, el regalo de los dioses indios.

Brahmi (Bacopa monniera Linn.) es una planta de la familia Scrophulariaceae, una hierba rastrera anual que se encuentra a lo largo de las regiones húmedas y pantanosas de India. Tiene una larga historia de uso en la tradición de la medicina ayurvédica, para el tratamiento de numerosos desórdenes, particularmente aquellos involucrados con la ansiedad, la depresión, el intelecto y la mala memoria. (34)

Se han encontrado frecuentes registros del uso medicinal de Brahmi en el Charaka Samhita, un texto de medicina tradicional india que data del siglo 6 DC.

En los últimos años, ha despertado el interés de los dietistas-nutricionistas por sus propiedades, de hecho, una encuesta australiana mostró que es uno de los complementos alimentarios más utilizados para la memoria entre los consumidores de 60-64 años. (35)

Los principales constituyentes naturales que aportan estas propiedades a la Brahmi son las Bacosides A y B. (36)

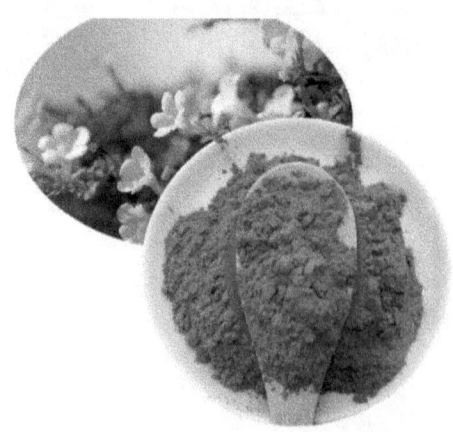

S-adenosil metionina (SAME), la desconocida molécula para mejorar el ánimo.

La S-Adenosilmetionina (SAMe) es una molécula ampliamente distribuida en todo el cuerpo humano y es fundamental para que nuestro metabolismo funcione correctamente. (37)

Esta molécula fue investigada por primera vez en 1970, y para que seas consciente de la importante de su investigación, desde ese año se ha utilizado como antidepresivo.

La importancia de esta sustancia es que es necesaria para que se produzcan neurotransmisores en el cerebro como la noradrenalina, la serotonina y la dopamina. (37)

Si se potencia la actividad de esta molécula se puede lograr incrementar la producción de estos neurotransmisores, que pudieran estar en niveles bajos en personas con trastornos del ánimo. Por otro lado, la SAMe es capaz de regular genes implicados en la mejora del estado de ánimo. (37)

Llegado este punto, te estarás preguntando que alimentos "clave" contienen esta molécula. En este caso te diré que no existen alimentos que contengan directamente esta molécula, se produce a partir de otros nutrientes que sí que es necesario que ingieras para que su síntesis se produzca de manera correcta. Los alimentos que debes ingerir son los ricos en:

- El aminoácido **metionina (Bacalao desecado, espirulina en polvo, queso parmesano, semillas y harina de**

sésamo, redondo/filete de tapa de vacuno o **cecina** entre otros)
- **Vitaminas B6 (germen y salvado de trigo, arenque, pistachos, boquerón o sardina** entre otros).
- **Vitamina B12 (Almejas, hígado de cordero o ternera, pulpo, mejillones o caballa,...).**
- **Vitamina B9** o ácido fólico (**Hígado de pavo o pollo, harina y semillas de soja, germen de trigo o espinaca cruda**, etc.).

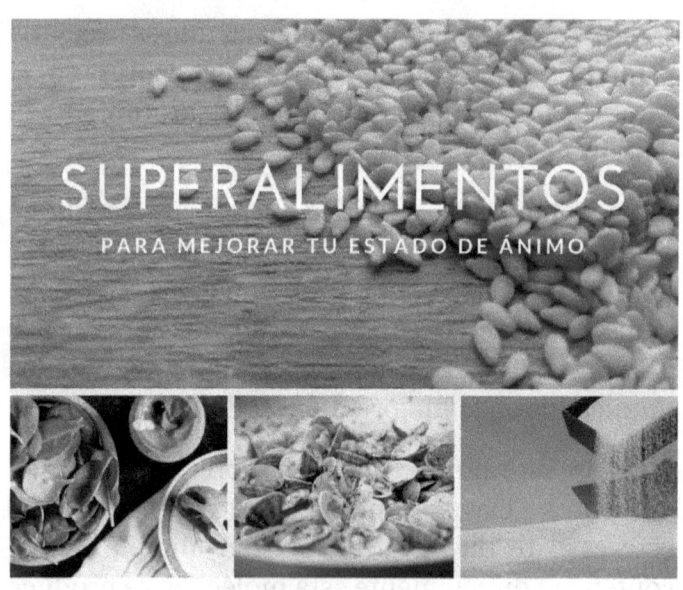

CAPÍTULO 4: CÓMO CONSEGUIR UN CEREBRO ACTIVO A TRAVÉS DE LA COMIDA.

La **acetilcolina** es un neurotransmisor que puede actuar en diferentes lugares de nuestro cuerpo y se le atribuyen diferentes funciones en el organismo humano. Dentro de las principales funciones podemos destacar las siguientes: (38)

- **Controla el movimiento de nuestros músculos.** Por lo que, si notamos que no podemos moverlos de forma correcta, nos podríamos encontrar con un déficit de acetilcolina que, si no hay un problema fisiopatológico de base, deberías corregir con los alimentos que te revelaré en este libro.
- **Controla la actividad de nuestro sistema nervioso.** En el caso de que tengamos niveles bajos de este neurotransmisor, notaremos que nuestra frecuencia cardiaca es alta, las digestiones son lentas y pesadas o podemos padecer estreñimiento, entre otros síntomas.
- **Regula nuestro sueño profundo (REM).** Si te levantas todos los días cansado/a, independientemente de que hayas dormido suficientes horas, podría ser un síntoma de desequilibrio de este neurotransmisor.
- **Mejora nuestra consciencia, atención y aprendizaje, favoreciendo la formación de recuerdos.** Si te cuesta prestar atención,

no te acuerdas de cosas o te cuesta aprender de experiencias nuevas, es necesario que aumentes la ingesta de los 10 alimentos y nutrientes claves para un cerebro activo.
- **Regula nuestra percepción del dolor.** Un desequilibrio en la acetilcolina podría conllevar que sintamos más dolor del que deberíamos sentir en condiciones normales.

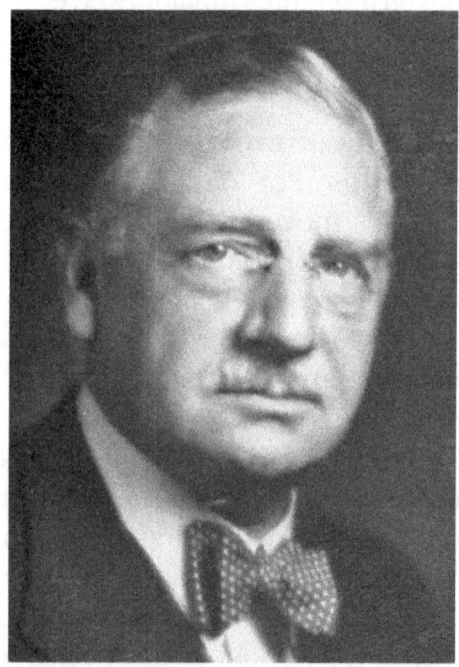

Otto Loewi. Premio Nobel en 1936 por el descubrimiento del neurotransmisor acetilcolina.

Colina, el nutriente de las mejores memorias.

La colina es un nutriente esencial, se considera una vitamina y se debe aportar en la alimentación junto con vitaminas del grupo B. Es el nutriente a partir del cual se produce la **acetilcolina.** (39)

La cantidad adecuada de colina que se debe consumir depende del sexo y la edad. De esta forma, los hombres serían los que necesitan consumir mayores niveles (550 mg/día), mientras que las mujeres adultas deberían ingerir 425 mg/día; aumentando a 450 mg/día si están embarazadas o están amamantando. Por otro lado, los niños y adolescentes son los que menores necesidades de colina tienen y van desde 200 a los 375 mg/día. (39)

Para poder llegar a estos niveles es necesario el consumo diario de alguno de los alimentos top 10 en contenido en colina, el 4º te sorprenderá:

1º. Yema de huevo.

2º. Riñones, sesos, tripas e hígado de res.

3º. lecitina de soja.

4º. Huevas de pescado.

5º. Huevo entero.

6º. Bacalao desecado y salado.

7º. Suero lácteo desecado.

8º. Shitake desecado.

9º. Soja.

10º. Ternera: Cecina, pierna y nalga.

(FUENTE: USDA)

Considerando que un huevo entero cocido tiene aproximadamente 294 mg. de colina, su consumo diario, solo aportaría a los niños la cantidad suficiente para una buena memoria. En el caso de hombres, que son los que tienes las mayores necesidades, se podrían conseguir los niveles adecuados con, por ejemplo, las siguientes combinaciones:

- 1 huevo + 1 lomo de aprox. 100 g. de bacalao desalado.
- 1 batido (3 cucharadas soperas de lecitina, aprox. 36 g. + 1 cazo de suero lácteo, aprox. 25) + 1 filete de hígado de ternera.
- 1 filete de tapa de ternera de aprox. 200 g. + ensalada de soja (aprox. 100 g de semillas de soja) + 100 g. de shitake (*lentinula edodes*).

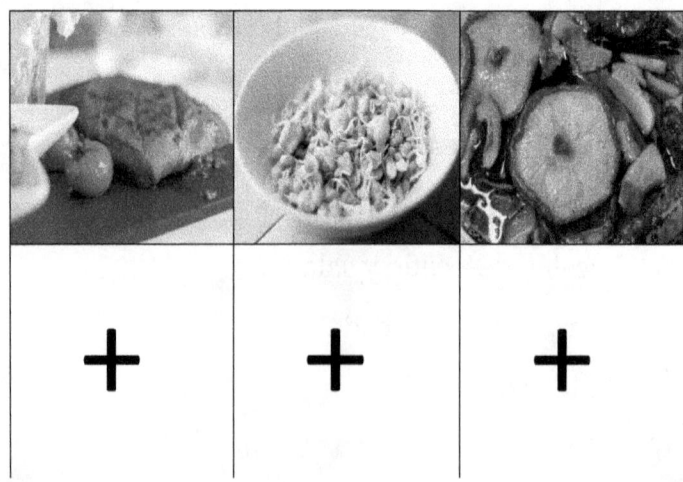

¿Te preguntas que son las huevas de pescado?

Las huevas son los huevos de los peces cuando se encuentran agrupados. Se emplean en nuestra gastronomía para la elaboración de numerosos platos. Se pueden consumir cocinadas e incluso puedes elaborarlas crudas. En el recetario que te podrás descargar en link que se muestra al final de este libro, tienes una sugerencia de preparación.

Dentro de las huevas de pescado, la más conocida y valorada por la población es el caviar. Estas huevas son consideradas un manjar culinario y las extraen de la hembra del esturión. (40)

Las huevas de pescado son ricas es **colina**, nutriente que como has visto, mejora la memoria a través de la producción de acetilcolina. También son fuente de los aminoácidos **leucina** e **isoleucina,** necesarios para la producción de la hormona oxitocina, fundamental para que te sientas acompañado/a, arropado/a por tu familia y/o amigos.

En la gastronomía española, cocinar con huevas de pescado es común en todo el territorio. Se suelen emplear más comúnmente las huevas de merluza o atún, aunque en Asturias se comen más comúnmente las huevas de los erizos de mar. En la parte sur de España un plato típico son las huevas de atún acompañadas de mojama (atún curado en sal). A pesar de estos ejemplos, la preparación culinaria típica de las huevas en España es tanto en crudo, como salteadas, asadas, fritas o aliñadas. (40)

Otra gastronomía donde son típicas las huevas es la venezolana (principalmente en la zona oriente de Venezuela y en la Isla de Margarita). En este país, las huevas más comúnmente consumidas son las huevas de atún, jurel, lisa/lebrancho y bagre (se conoce como pez gato debido a sus bigotes). Si vives en Venezuela o viajas allí, la preparación culinaria típica, en la que nos podemos encontrar las huevas de pescado es frita, aunque también se suelen consumir guisadas. (40) Si conoces a alguien de Venezuela, no dudes en preguntarle alguna receta típica de huevas de pescado. De este modo tendrás una amplia variedad de formas de introducir en tu vida este superalimento que mejorará tu salud mental.

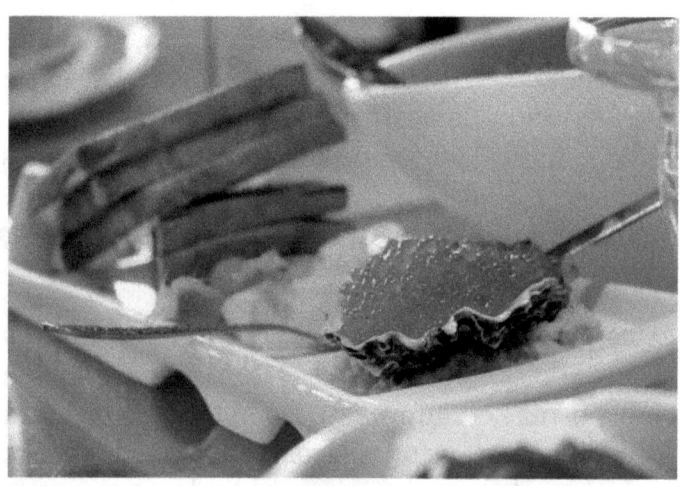

Otros compuestos en plantas comestibles con actividad para mejorar la memoria.

Te he descubierto los alimentos que mejoran la memoria y el aprendizaje a través de proporcionar el sustrato a partir del cual se forma la acetilcolina. Pero existen otros alimentos que poseen nutrientes que, mediante distintas vías metabólicas, se ha comprobado científicamente no solo que mejoraran la memoria, sino que retrasan el desarrollo de enfermedades tan importantes como la demencia o el Alzheimer. Estos alimentos te los presento en exclusiva en este libro y son: **Salvia, Bacopa monnieri, Ashwagandha (***Withania somnífera***; Withanone), cúrcuma, huperzine A** (compuesto encontrado en *Huperzia serrata*)**, Ginkgo biloba, menta**, azafrán, romero, valeriana y melisa.

Estos alimentos se han utilizado en terapias naturales para prevenir o ralentizar el desarrollo de demencia. Los compuestos responsables de este efecto son flavonas, diterpenos y el ácido rosmarínico. (41)

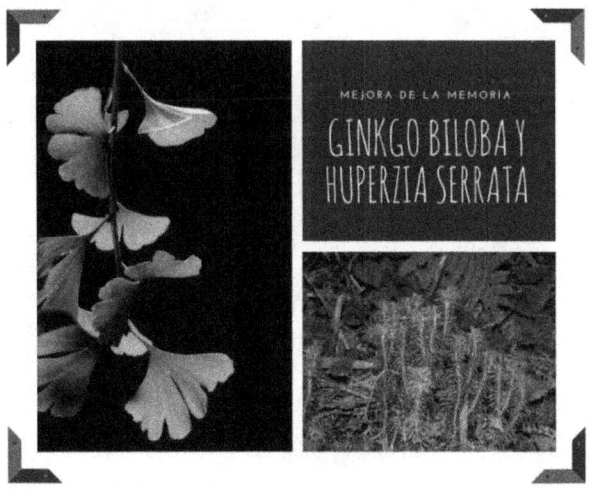

Ashwagandha (*Withania somnífera*), el secreto ayurvédico contra la ansiedad, la depresión y la demencia.

Ashwagandha (*Withania somnifera*) es una planta perenne perteneciente a la familia Solanacea, la misma que la de la patata. Es una hierba ayurvédica popular, que se conoce comúnmente como "ginseng indio" o "cereza de invierno". "La raíz huele como un caballo ("ashwa"), y es por eso, por lo que se llama Ashwagandha (significa que consumirlo da el poder de un caballo). El nombre de la especie somnifera significa en latín "inducir el sueño", lo que indica sus propiedades sedantes. (42)

W. somnifera se ha usado para diversos usos medicinales durante siglos. Se han hallado escritos chinos que indican el uso terapéutico de la planta ya en el año 4000-5000 AC. En India, sin embargo, las primeras referencias de su uso como medicamento aparecen en Rigveda, el texto más antiguo de la india escribió entre el año 3500 y 1600 AC. (42)

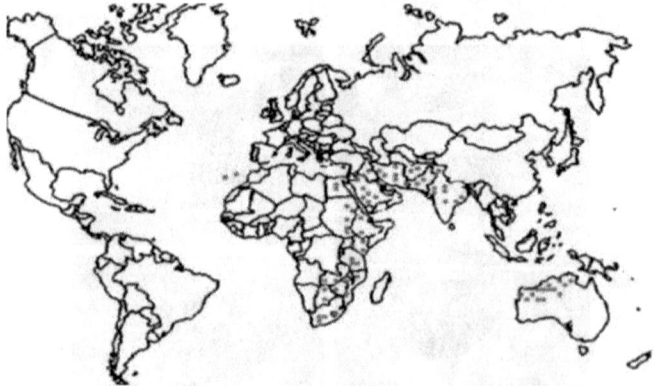

Distribución mundial de producción de Ashwagandha

Las acciones medicinales que se han encontrado en w. somnifera son múltiples y podemos destacar propiedades antioxidantes, antitumorales, ansiolíticas y antiestrés, antidepresivas, antiinflamatorias, cardioprotectoras, de mejora del sistema inmune y neuroprotectoras, promoviendo el aprendizaje y la memoria en la enfermedad de Alzheimer. (42) ¿Te parece poco lo que este superalimento puede hacer por tu salud?

Estos efectos se atribuyen a la presencia, en las raíces de w. somnífera, de los compuestos naturales withanólidos.

Las dosis que debes de consumir de Ashwagandha en polvo es de 4-6 g/día durante 21 días para reducir el estrés, la ansiedad o la depresión. Para mejorar la memoria puedes consumirla semanalmente, de manera ocasional, en no más de 4 g/día.

Si dudas de la capacidad de esta planta para mejorar tu memoria, consulta los estudios del Centro Nacional de Investigación del Cerebro (NBRC), que sugieren que el extracto de Ashwaganda puede revertir la pérdida de memoria y mejorar las habilidades cognitivas. (41)

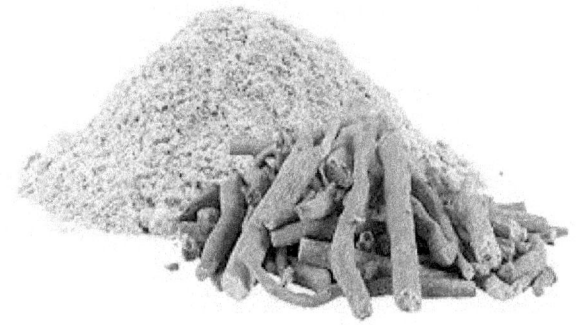

CAPÍTULO 5: ALIMENTOS PARA LA SENSUALIDAD Y EL APEGO.

La **oxitocina** es una hormona/neurotransmisor en la que se necesitan dos aminoácidos esenciales para producirla: la **leucina** y la **isoleucina.**

Entre las funciones de la oxitocina podemos destacar las siguientes: (43)

- Potencia nuestra sensualidad.
- Aumenta nuestra atracción hacia la otra persona.
- Bloquea los impulsos nerviosos hacia la parte de nuestro cerebro donde se producen los juicios críticos. De este modo nuestra idea de lo que está bien y mal se distorsiona y perdemos capacidad de llevar a cabo juicios racionales.

El objetivo de estas funciones es crear en las personas un vínculo de apego, para que te hagas una idea, la libera la madre cuando está dando de amamantar a su hijo e incluso simplemente cuando lo ve.

En la relación en pareja, es la causante de que dediquemos más tiempo a arreglarnos para que nuestra pareja nos vea más atractivos/as y potenciar la atracción que forjará el vínculo de apego. (43)

Otra acción es que se pierda nuestra capacidad crítica, con el único objetivo de sentirnos unidos a la otra persona.

La liberación de oxitocina se produce en mayor cantidad al principio de estar conociendo a la persona que queremos, aunque los pensamientos positivos hacia el otro también potencian su liberación. (43) El sentir admiración por la persona que queremos, producirá una liberación de oxitocina que nos mantendrá unidos para siempre.

Para que se pueda sintetizar oxitocina, es necesario que se aporten con los alimentos dos aminoácidos esenciales: la **isoleucina** y la **leucina**. De este modo, te presentamos en exclusiva de nuestro libro, el top 10 de alimentos para potenciar y mejorar nuestro apego.

1º. Espirulina.

2º. Bacalao desecado y salado.

3º. Carne magra de cerdo (redondo, lomo y jamón serrano).

4º. Queso parmesano, romano y gruyere.

5º. Semillas y harina de soja.

6º. Pierna de ternera o cecina, lomo, solomillo y redondo.

7º. Carne magra de pollo.

8º. Paletilla de cordero.

9º. Huevas de pescado.

10º. Sepia.

CAPÍTULO 6: LA QUÍMICA DEL AMOR.

"Eres mi combustible, la fuente de energía que mantiene viva la llama de mi ilusión".

Comúnmente asociamos las emociones al corazón o incluso al alma, ¿nunca has escuchado la expresión me duele el alma? Pero al final, ¿Qué son las emociones? Las emociones, no dejan de ser formas de sentirse positiva o negativamente, reguladas por la química de nuestro organismo y entre estas emociones nos encontramos el amor. El amor no deja de ser un conjunto de reacciones químicas en las que intervienen numerosos neurotransmisores o endorfinas que hacen que tengamos esas sensaciones hacia otra persona.

Entre los neurotransmisores, hormonas o endorfinas que se encuentran elevadas cuando nos sentimos enamorados, nos encontramos muchas de las que ya estuvimos analizando hasta ahora:

- <u>La adrenalina.</u> En el amor, sería la encargada de que nuestro corazón se acelerara y aumentara nuestra excitación. Recuerda que los alimentos ricos en el aminoácido **tirosina (espirulina en polvo, queso parmesano, bacalao salado, suero lácteo** o **soja** entre otros) son fundamentales para que podamos tener estas sensaciones.
- <u>La noradrenalina.</u> Este neurotransmisor sería el encargado del deseo sexual hacia nuestra pareja. Recuerda que los alimentos ricos en el aminoácido **fenilalanina**

(**espirulina en polvo, Bacalao salado, semillas de calabaza, sésamo y cáñamo, queso parmesano** o **harina de soja** entre otros), son necesarios si queremos sentir deseo sexual.

- La feniletilamina. Es la sustancia responsable de que cuando te enamoras te sientas eufórico/a, estés en "una nube" cuando estás con la persona amada. Recuerda que el **cacao** o el **queso Edam** son fuentes de **feniletilamina.**
- La dopamina. Es el neurotransmisor que hace que se pare el tiempo cuando estamos con la persona que amamos, que disfrutemos junto a él/ella cada momento que pasamos juntos. Es importante que en nuestra dieta incluyamos alimentos ricos en **tirosina** y también en **metionina (bacalao desecado, espirulina en polvo, queso parmesano, semillas y harina de sésamo, redondo /filete de tapa o cecina** de vacuno entre otros), ¿o estas dispuesta/o a renunciar a estas sensaciones?
- La oxitocina. Es la hormona del apego, la que hace que no nos separemos de la pareja amada al aumentar nuestra atracción y sensualidad hacía él/ella. Para poderla producir necesitamos comer alimentos ricos en los aminoácidos **leucina** e **isoleucina: carne magra de cerdo, soja** o **sepia** entre otros.
- La serotonina. Es la encargada de que nos sintamos felices con nuestra pareja, cuando sentimos que junto a nuestro/a enamorado/a

la vida nos va mejor. Recuerda que la **serotonina** la podemos consumir **directamente** a través de alimentos como el **maíz**, el **plátano**, la **coliflor**, las **nueces** o la **piña**; pero también a partir del **triptófano**, aminoácido encargado de producirla en nuestro cuerpo (**espirulina en polvo, bacalao desecado, sésamo, semillas de calabaza o de chía, soja, quesos gallegos o germen de trigo** entre otros).

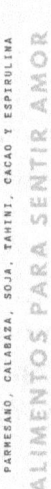

PARMESANO, CALABAZA, SOJA, TAHINI, CACAO Y ESPIRULINA
ALIMENTOS PARA SENTIR AMOR

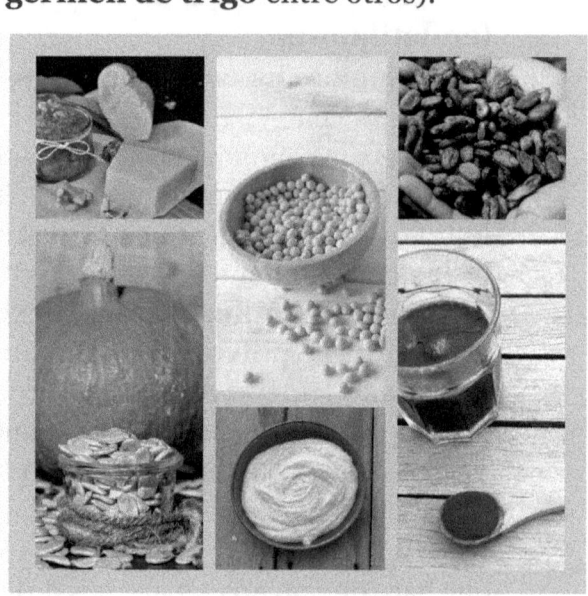

CAPÍTULO 7: EQUILIBRA TUS NEUROTRANSMISORES.

Es importante una alimentación en la que haya una ingesta de nutrientes y alimentos claves, para que todos los neurotransmisores estén en equilibrio, ajustándose óptimamente a las necesidades cambiantes de nuestro entorno. En la foto te dejo una clasificación de los neurotransmisores según su función, recuérdalos y potencia los alimentos relacionados con cada uno de ellos, según la necesidad emocional que tengas en cada momento. Esta será una herramienta que cambiará por completo tu vida.

Por otro lado, un desequilibrio agudo de estos neurotransmisores, tanto por exceso como por defecto produce un trastorno emocional que nos llevaría a estar "atrapado/a" en un estado emocional de extremos que con el tiempo no solo nos llevaría a la infelicidad y un bajo estado de ánimo constante, sino que afectaría a nuestra salud general, llevándonos a estados patológicos, donde nuestra salud física y mental corre peligro. En la foto adjunta, puedes ver algunos síntomas de alerta para que reconozcas si alguna de estas sustancias se encuentra en desequilibrio.

	Exceso	Carencia
Acetilcolina	Memoria y concentración	Baja memoria y aprendizaje
Adrenalina (epinefrina)	Estado alerta, ansiedad, estrés, hipertensión, taquicardias. Largo plazo: agotamiento insomnio, obesidad	Fatiga, ↓ concentración.
Dopamina	Alt. metabolismo NT Inhibe prolactina, ↑ libido y sociabilidad	↓ Estado emocional y libido Abuso drogas/alcohol Insomnio, Parkinson, hiperactividad, TDA ↑ percepción dolor.
GABA	Relajación Concentración	Ansiedad, insomnio compulsión comida, ↓ Estado emocional y libido
Noradenalina (norepinefrina)	Estado alerta, ansiedad, estrés, hipertensión, taquicardias, ↑ libido Largo plazo: resistencia insulina y obesidad	Fatiga, ↓ concentración Deseo dulce, insomnio ↓ Estado emocional y libido Fibromialgia
Serotonina	↑ libido y sociabilidad Relajación, Paciencia	Depresión, ansiedad insomnio, agresividad, impulsividad ↓ libido, Abuso drogas/alcohol. Migraña, fibromialgia, Pánico, TOC, Deseo dulce

CONCLUSIÓN

Sigue las recomendaciones de alimentos aportados en este libro, y elabora las recetas del recetario incluido y comprobarás por ti mismo/a como estos superalimentos mejoran tu salud mental.

A corto plazo, nuestro estado emocional lo puede determinar una comida. Pero a largo plazo, es fundamental organizar nuestra ingesta nutricional de manera variada, equilibrada e introduciendo de forma continua superalimentos. Una mezcla variada y colorida de alimentos que contengan una amplia gama de distintos componentes, (1) y seguir las recomendaciones de la pirámide nutricional. Que sea variada en colores es importantísimo ya que los colores específicos de los alimentos tienen un efecto beneficioso sobre nuestra salud y mente; así, los alimentos naranjas y rojos estimulan, los azules calman, los amarillos animan, y los verdes ayudan a la concentración. (1) Esta forma de vida es la mejor forma para mantener constantes los niveles de azúcar en sangre y poder mantenernos constantemente de buen humor y no ganar peso en el proceso. (1)

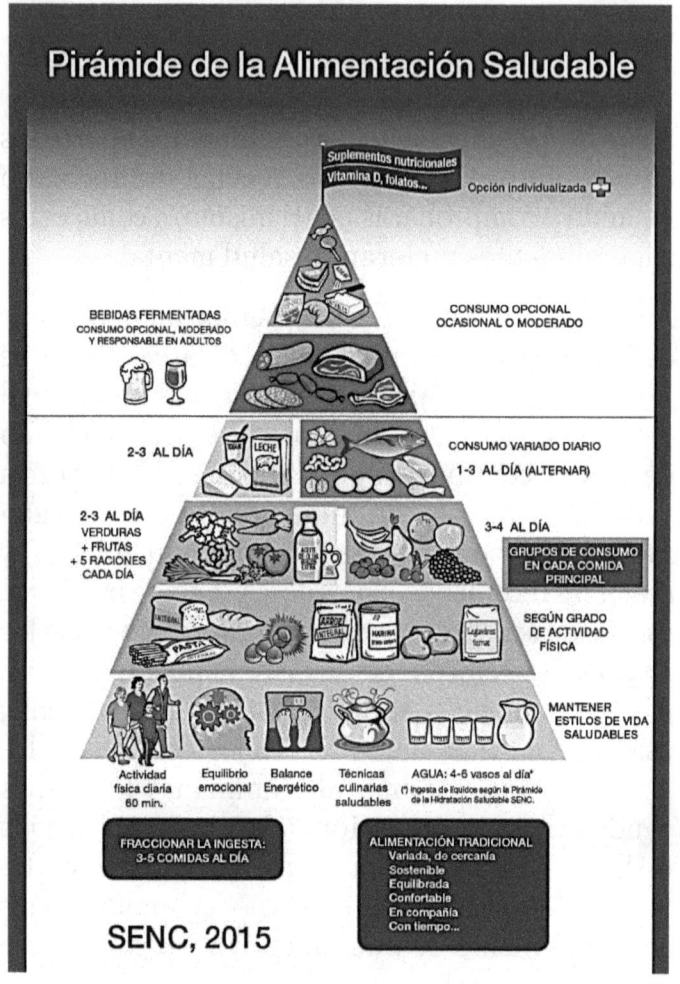

Espero que hayas disfrutado de este libro, lo mismo que yo escribiéndolo. Reléelo cuantas veces quieras, verás como cada vez descubres cosas de las que no te habías dado cuenta en la primera lectura.

Muchas gracias por haber compartido este tiempo juntos y hasta mi próximo libro.

ANEXO 1: TABLA RESUMEN DE LOS PRINCIPALES SUPERALIMENTOS.

NEUROTRANSMISOR	FUNCIÓN	DEFICIENCIA	TRATAMIENTO NUTRICIONAL	ALIMENTOS CLAVE
DOPAMINA	*Energía mental. *Atención. *Control de impulsos. *Motivación. *Determinación.	*Fatiga. *Mareos. *Deseos intensos de azúcar o café. *Aumento de peso. *Disminución del deseo sexual. *Adicciones. *Problemas de atención. *Problemas de control de impulsos.	*Tirosina. *Fenilalanina. *Metionina	*Espirulina en polvo. *Bacalao desecado salado. *Suero lácteo. *Semillas de calabaza, sésamo y cáñamo. *Harina de soja. *VACUNO: redondo, filete de tapa y cecina. *CERDO: Jamón serrano, solomillo y lomo.
SEROTONINA	*Balance emocional. *Depresión. Agresividad.	*Depresión. *Migraña. *Dolor de espalda. *Falta de aire. *Problemas de sueño. *Eyaculación prematura. *Síndrome premenstrual. *Bulimia y anorexia. *Problemas obsesivos compulsivos.	*Triptófano. *Teanina. *Ácido fólico. *Vit. B12, B6 y C. *Minerales: Zinc y Calcio.	• Quesos gallegos y parmesano. • Germen de trigo. • Maíz. • Salvado de arroz y trigo. • Semillas, harina o tahini de sésamo. • Espirulina en polvo. • Plátano. • Harina y semillas de soja. • Arenque. • Nuez y Pistacho. • Suero lácteo desecado.

NOREPINEFRINA (Noradrenalina)	*Alerta. *Memoria. *velocidad de pensamiento mental. Funciones ejecutivas. *Ánimo.	*Problemas de memoria. *Distracción. *Problemas en toma de decisiones. *Fatiga. *Dolor vago. *Depresión. *Atención selectiva.	*Tirosina. *Fenilalanina. *Cisteína. *Vit.B6 y ácido fólico. *Minerales: zinc, magnesio y calcio.	• Germen y salvado de trigo. • Arenque. • Pistacho. • Semillas de calabaza, girasol y cáñamo. • Harina de soja. • Espirulina en polvo. • Bacalao desecado. • Queso parmesano o gruyere. • Suero lácteo.
GABA	*Tranquilidad, *Ritmos cerebrales equilibrados.	*Ansiedad de Carbohidratos. *Palpitaciones. *Respiración Irregular. *Pulso acelerado. *Manos frías. *Zumbido de Oídos. *Nudo en la Garganta. *Inquietud. *Insomnio. *Hipertensión. *Desórdenes Gastrointestinales.	*Inositol. *Glicina. *Teanina. *Glutamina. *Taurina	• Gelatina en polvo. • Espirulina en polvo. • Bacalao desecado y salado. • Ternera: hígado, redondo y Cecina. • Té verde y negro sin teína. • Tofu. • Queso Parmesano y Romano.

ACETILCOLINA	*Memoria. *velocidad del pensamiento cerebral.	*Deseos de grasa. *Problemas de memoria. *Dificultades de concentración. *Boca seca. *Dislexia. *Senilidad. *Alzheimer. *Disfunción urinaria.	*Lecitina. *fosfatidilcolina *L-Carnitina.	*Lecitina de soja. *Yema de huevo.

ANEXO 2: DESCARGA DEL LIBRO DE RECETAS.

Para terminar nuestra obra, llevando a la cocida todo lo que te he descubierto para mejorar tu salud mental, y en agradecimiento a ti lector, por haberme dejado hacerte disfrutar con este libro; en NutriCoach D-N te obsequiamos con un exclusivo recetario que cambiará tu estado de ánimo. Pincha o copia el link y descárgatelo totalmente gratis: https://goo.gl/Nn9KJ8

ANEXO 3: ESCALA DE HAMILTON PARA LA DEPRESIÓN (HAM-D) (44)

Cada cuestión tiene entre tres y cinco posibles respuestas, con una puntuación de 0-2 ó de 0-4 respectivamente. La puntuación total va de 0 a 52.

Puntos de corte para clasificar el cuadro depresivo:

- No deprimido: 0-7.
- Depresión ligera/menor: 8-13.
- Depresión moderada: 14-18.
- Depresión severa: 19-22.
- Depresión muy severa: >23.

Humor depresivo (tristeza, desesperanza, desamparo, sentimiento de inutilidad).

- [0] Ausente.
- [1] Estas sensaciones las dices solamente cuando te preguntan.
- [2] Estas sensaciones las cuentas espontáneamente.
- [3] No cuentas estas sensaciones, pero se te notan en la cara, la postura, la voz o la tendencia al llanto.
- [4] Estas sensaciones las cuentas espontáneamente y se te notan en tu comunicación no verbal.

Sentimientos de culpa.

- [0] Ausente.
- [1] Te culpas a ti mismo/a, crees haber decepcionado a la gente.
- [2] Ideas de culpabilidad, piensas frecuentemente en errores pasados o malas decisiones.
- [3] Si estas enfermo/a piensas que es un castigo. Tienes ideas delirantes de culpabilidad.
- [4] Oyes voces que te acusan y/o experiencias alucinaciones visuales amenazadándote.

Suicidio.

- [0] Ausente.
- [1] Te parece que la vida no merece la pena ser vivida.
- [2] Desearías estar muerto/a o tienes pensamientos sobre la posibilidad de morirte.
- [3] Tienes ideas de suicidio.
- [4] Has intentado suicidarte (cualquier intento serio se califica 4).

Insomnio para dormirte.

- [0] Ausente.
- [1] Tienes dificultades ocasionales para dormirte, por ejemplo, más de media hora.
- [2] Tienes dificultades para dormirte cada noche.

Insomnio a mitad noche.

- [0] Ausente.
- [1] Te desvelas y estas inquieto/a o te despiertas varias veces durante la noche.
- [2] Estas despierto/a durante la noche, cualquier ocasión que te levantes de la cama se clasifica en 2 (excepto por motivos de evacuar).

Insomnio muy de mañana.

- [0] Ausente.
- [1] Te despiertas a primeras horas de la mañana antes de lo previsto, pero te vuelves a dormir.
- [2] No te puedes volver a dormir si te despiertas.

Trabajo y actividades.

- [0] No tienes dificultad para llevarlo a cabo.
- [1] Tienes la idea y sentimiento de incapacidad, fatiga o debilidad.
- [2] Tienes pérdida de interés en tus actividades. (disminución de la atención, indecisión y vacilación).
- [3] Disminuyes el tiempo dedicado a actividades o has disminuído tu productividad.
- [4] Dejaste de trabajar por la depresión. Solo puedes hacer pequeñas tareas, o no puedes realizarlas sin ayuda.

> Lentitud de pensamiento y lenguaje, concentración disminuida, disminución de movimientos.

- [0] Palabras y pensamiento normales.
- [1] Tienes un ligero retraso en el habla.
- [2] Notas un evidente retraso en el habla.
- [3] Sientes dificultad para expresarte.
- [4] Sufres incapacidad de expresarte.

> Agitación.

- [0] Ninguna.
- [1] Juegas con tus dedos.
- [2] Juegas con tus manos, cabello, etc.
- [3] No puedes quedarte quieto ni permanecer sentado.
- [4] Retuerces las manos, te muerdes las uñas, te tiras del pelo o te muerdes los labios.

> Ansiedad psíquica.

- [0] No la sientes.
- [1] Notas tensión subjetiva e irritabilidad.
- [2] Tienes preocupación por pequeñas cosas.
- [3] Expresas actitud aprensiva en la expresión o en el habla.
- [4] Expresas tus temores sin que te pregunten.

Signos de ansiedad:
gastrointestinales: sequedad de boca, diarrea, eructos, indigestión, flatulencias, etc; *cardiovasculares:* palpitaciones, cefaleas; *respiratorios:* hiperventilación, suspiros; frecuencia de micción incrementada; transpiración)

- [0] Ausentes.
- [1] Ligeros.
- [2] Moderados.
- [3] Severos.
- [4] Incapacitantes.

Síntomas somáticos gastrointestinales.

- [0] Ninguno.
- [1] Pérdida del apetito pero comes sin necesidad de que te lo digan.
- [2] Sensación de pesadez en el abdomen.
- [3] Dificultad en comer si no se te insiste.
- [4] Has solicitado laxantes o medicación intestinal para tus síntomas gastrointestinales.

Síntomas somáticos generales.

- [0] Ninguno.
- [1] Notas pesadez en las extremidades, espalda o cabeza. Dorsalgias. Cefaleas, algias musculares. Pérdida de energía y fatigabilidad.
- [2] Cualquier síntoma bien definido se clasifica en 2.

Síntomas genitales (tales como: disminución del libido y trastornos menstruales).

- $\boxed{0}$ Ausentes.
- $\boxed{1}$ Débiles.
- $\boxed{2}$ Graves.

Hipocondría (preocupación constante y obsesiva por la propia salud).

- $\boxed{0}$ No la hay.
- $\boxed{1}$ Estás preocupado/a por tu cuerpo.
- $\boxed{2}$ Sientes preocupación por tu salud.
- $\boxed{3}$ Te lamentas constantemente, solicitas ayudas, etc.
- $\boxed{4}$ Tienes ideas delirantes hipocondríacas.

Pérdida de peso.

- $\boxed{0}$ No has pérdido peso.
- $\boxed{1}$ Es posible que hayas perdido peso a causa de la depresión.
- $\boxed{2}$ Has perdido peso a causa de la depresión.

Conciencia de estar deprimido/a.

- $\boxed{0}$ Te das cuenta.
- $\boxed{1}$ Te das cuenta, pero atribuyes la causa a la mala alimentación, clima, exceso de trabajo, virus, necesidad de descanso, etc.
- $\boxed{2}$ Te lo dice la gente, pero tu no se das cuenta.

BIBLIOGRAFÍA.

1. BERENICE, CASIMIRO ANTONIO DAYANA Y LÓPEZ CANO ILIANA. ALIMENTOS: TU MEJOR ALIADO PARA LA ESTABILIDAD EMOCIONAL. *ALIMENTOS: TU MEJOR ALIADO PARA LA ESTABILIDAD EMOCIONAL.* LAGUNAS, OAXACA, Méjico : Universidad Nacional Autónoma de Méjico, 14 de 02 de 2014.

2. Graziano, Lucía. Neurotraansmisores y alimentación. s.l. : Monografía Neuropsicoeducación. Asociación Educar.

3. Curtay, Dr Jean-Paul y Razafimbelo, Dr. Rose. *Nutriterapia: Guía familiar de los alimentos que nos cuidan.* USA : De Vecchi Ediciones, 2016.

4. Badali web de nutrición. [En línea] Universitas Miguel Hernández. [Citado el: 13 de 06 de 2018.] http://badali.umh.es/alimento/salvado-de-arroz-bio/1139/busqueda-rapida.

5. *La adormidera en el mediterráneo oriental: planta sagrada, planta profana.* Romero, Daniel Becerra. 2006, Habis, Vol. 37, págs. 7-16.

6. Badali Web de Nutrición. [En línea] Universitas Miguel Hernández. [Citado el: 13 de 06 de 2018.] http://badali.umh.es/alimento/semillas-de-amapola-bio/1777/alfabetico-letra.

7. García-Allen, Jonathan. Psicología y mente. [En línea] Neurociencias. [Citado el: 04 de 04 de 2018.] https://psicologiaymente.net/neurociencias/gaba-neurotransmisor.

8. Inositol. Wikipedia. [En línea] Wikipedia, 04 de 04 de 2018. [Citado el: 06 de 03 de 2018.] https://es.wikipedia.org/wiki/Inositol#Fuentes.

9. Vegetarianism. pennutrition. [En línea] [Citado el: 22 de 03 de 2018.]

https://www.pennutrition.com/KnowledgePathway.aspx?kpid=2709&trid=19294&trcatid=38.

10. *OBTENCIÓN DE FOSFOLÍPIDOS A PARTIR DE LA LECITINA DE SOYA (Glicine max L), PARA USOS BIOMÉDICOS.* Tamargo-Santo, Beatriz, y otros. 3, 2011, Revista Cubana de química, Vol. 23, págs. 5-14.

11. Turizo, Alberto Vega. *Guía para la elaboración de aceites comestibles, caracterización y procesamiento de nueces.* Bogotá : Convenio Andrés Bello, 2004.

12. [En línea] [Citado el: 19 de 06 de 2018.] http://www.refinaciondeaceites.com/desgomado-de-aceite.html.

13. *Taurine and glucose metabolism: a review.* C. De la Puerta, F. J. Arrieta, J. A. Balsa, J. I. Botella-Carretero, I. Zamarrón and C. Vázquez. 6, 2010, Nutrición Hospitalaria, Vol. 25, págs. 1699-5198.

14. *EFECTOS DE LOS COMPONENTES DE LA DIETA SOBRE EL RENDIMIENTO EN LAS HABILIDADES MOTORAS Y COGNITIVAS EN EL DEPORTE .* Baker, Lindsay. 119, 2013, Sports Science Exchange , Vol. 26, págs. 1-6.

15. *Síntesis proteica y glutamina.* Fuks, María Fernanda Insúa y Karina. 59, 2003 , Revista Digital - Buenos Aires, Vol. 9, pág. http://www.efdeportes.com.

16. *La glutamina, un aminoácido casi indispensable en el enfermo crítico .* Boneta, A. y Graub, T. 7, 2007, Med. Intensiva, Vol. 31.

17. *Tofu.* Wikipedia. [En línea] Wikipedia, 17 de 03 de 2018. [Citado el: 04 de 04 de 2018.] https://es.wikipedia.org/wiki/Tofu.

18. *Depresión y diabetes: de la epidemiología a la neurobiología.* Castillo-Quan JI, Barrera-Buenfil DJ,. 2010, Rev Neurol, Vol. 51, págs. 347-59.

19. *Phytochemistry and pharmacology of anti-depressant medicinal plants: A.* Jeanette Martins, Brijesh S. 2018, Biomedicine & Pharmacotherapy, Vol. 104, págs. 343–365.

20. *Analysis and measurement of serotonin.* Bandiera, András Szeitz | Stelvio M. 2017, Wiley biomedical chromatography, Vol. 32, págs. 1-16.

21. *Citrus Genus Plants Contain N-Methylated Tryptamine Derivatives and Their 5-Hydroxylated Forms.* Luigi Servillo*†, Alfonso Giovane†, Maria Luisa Balestrieri†, Rosario Casale†, Domenico Cautela‡, and Domenico Castaldo§. 2013, J. Agric. Food Chem.

22. Espirulina. Wikipedia. [En línea] Wikipedia, 20 de 03 de 2018. [Citado el: 04 de 04 de 2018.] https://es.wikipedia.org/wiki/Espirulina.

23. BACALAO SECO SALADO. Seafood from Norwegian. [En línea] Norwegian Seafood Council. [Citado el: 05 de 04 de 2018.] https://cod.fromnorway.com/es/bacalao-noruego/bacalao-seco-salado/.

24. *Fast food intake and its influence on the production.* Viveros-Paredes, Omar Alonso Pastor-Zarandona y Juan Manuel. 2017, Revista mejicana de trastornos alimentarios, pág. 14.

25. *Suero lácteo, generalidades y potencial uso como fuente de calcio de alta biodisponibilidad.* 4, 2013, Revista chilena de nutrición, Vol. 40.

26. colaboradores, Pedro Jose Benito Peinado y. *Alimentación y nutrición en la vida activa: ejercicio físico y deporte.* Madrid : Universidad Nacional de Educación a Distancia, 2014.

27. *Melatonin, Serotonin, and Tryptamine in Some Egyptian Food and Medicinal Plants.* BADRIA, FARID A. 3, 2002, JOURNAL OF MEDICAL FOODS, Vol. 5, págs. 1-7.

28. *Marcadores biológicos en Psiquiatría.* María Elena Viera, Eduardo R. Rubio Domínguez. Revista Argentina de clínica

neuropsiquiátrica. Fundación argentina de clínica neuropsiquiátrica., pág. 6.

29. *Feniletilamina como "marcador de respuesta" en la terapéutica.* Rosan, Dr. Tito Antonio. 2005, ALCMEON, págs. 409-422.

30. Emsley, John. *Molecules at an Exhibition. Portraits of intringuing materials in everyday life.* Bari : Dedalo, 1998.

31. *Aminas biógenas generadas por cepas bacterianas.* Nancy G. Baraggio, Natalia S. Velázquez, Arturo C. 2010, Revista de Ciencia y Tecnología, págs. 1851-7587.

32. Muñíz, Ana. Me gusta estar bien. *Me gusta estar bien.* [En línea] http://megustaestarbien.com/2015/02/13/el-chocolate-es-afrodisiaco/.

33. *Contributos do theobroma cacao L. para a Saúde humana.* Advinha, Ana., y otros. Portugal : https://repositorio.ipl.pt/handle/10400.21/1956, 2008. XXII Encontro Nacional de Técnicos de Farmácia, Escola Superior de Saúde de Faro. pág. 1.

34. *Antistress Effects of Bacosides of Bacopa.* D. Kar Chowdhuri, D. Parmar, P. Kakkar, R. Shukla, P. K. Seth and R. C. Srimal. 2002, PHYTOTHERAPY RESEARCH, Vol. 16, págs. 639–645 .

35. *Effects of a Standardized Bacopa monnieri Extract on Cognitive Performance, Anxiety,and Depression in the Elderly: A Randomized,.* 6, 2008, THE JOURNAL OF ALTERNATIVE AND COMPLEMENTARY MEDICINE, Vol. 14, págs. 707–713.

36. *Chronic Effects of Brahmi (Bacopa monnieri) on Human Memory.* 2, 2002, NEUROPSYCHOPHARMACOLOGY, Vol. 27.

37. *S-Adenosil metionina (SAMe).* Rouchotas , Philip. 2014, naturopathiccurrents, pág. https://www.naturopathiccurrents.com/es/node/580.

38. Mimenza, Oscar Castillero. Psicología y mente. [En línea] Neurociencias. [Citado el: 04 de 04 de 2018.] https://psicologiaymente.net/neurociencias/acetilcolina.

39. Wikipedia. Wikipedia. [En línea] Wikipedia, 17 de 01 de 2018. [Citado el: 04 de 04 de 2018.] https://es.wikipedia.org/wiki/Colina_(química).

40. Hueva (gastronomía). Wikipedia. [En línea] Wikipedia, 16 de 08 de 2016. [Citado el: 2018 de 04 de 04.] https://es.wikipedia.org/wiki/Hueva_(gastronomía).

41. *A randomised double-blind placebo-controlled pilot trial of a combined extract of sage, rosemary and melissa, traditional herbal medicines, on the enhancement of memory in normal healthy subjects, including influence of age.* 2017, Phytomedicine.

42. *Ashwagandha: Multiple Health Benefts.* Vijay K. Bharti, Jitendra K. Malik and Ramesh C. Gupta. 52, 2016, NUTRACEUTICALS.

43. *Bioquímica del amor.* GUERRERO, PRIMITIVO HERNÁNDEZ. 57, 2012, CIENCIA UANL, Vol. 15, págs. 114-120.

44. Purriños, M.J. Meiga.info Medicina interna de Galicia. [En línea] [Citado el: 11 de 06 de 2018.] https://meiga.info/escalas/depresion-escala-hamilton.PDF.

45. López, Dolores Bueno. Hablando de ciencia. *Hablando de ciencia.* [En línea] 28 de 01 de 2013. http://www.hablandodeciencia.com/articulos/2013/01/28/cuidado-con-las-aminas/.

46. Departamento de ciencias fisiológicas. Pontificia Universidad Javeriana. *Pontificia Universidad Javeriana.* [En línea] 13 de 03 de 2018. http://med.javeriana.edu.co/fisiologia/fw/c351.htm.

47. Fundación Wikimedia. Wikipedia. *Wikipedia.* [En línea] 01 de 03 de 2018. https://es.wikipedia.org/wiki/Citrus.

48. WikiHow. Cómo aumentar la dopamina. *Cómo aumentar la dopamina.* [En línea] 15 de 03 de 2018. https://es.wikihow.com/aumentar-la-dopamina.

49. *LA HOMOCISTEÍNA: UN AMINOÁCIDO NEUROTÓXICO.* Mariano Sánchez Cuevas, Sebastián Patricio Jiménez Reséndiz y Jonathan Samuel Morgado Vázquez. 2009, REB 28(1), págs. 3-8.

50. *Evaluation of a novel food composition database that includes glutamine and other amino acids derived from gene sequencing data.* C M Lenders, S Liu, D W Wilmore, L Sampson, L W Dougherty, D Spiegelman & W C Willett. 63, 2009, European Journal of Clinical Nutrition, págs. 1433–1439.

51. *Glutamina en nutrición clínica .* Gustavo Canul-Medina, Ofelia Coop-Gamas, Uzy Guevara-Guarfias, Marcia Tatiana Montaño-Candia, Limberth Machado-Villarroel, Mabel Montaño-Candia, Alberto Zúñiga-Rivera. 4, 2009, Revista de Endocrinología y Nutrición , Vol. 17, págs. 161-169.

52. *Arroz: composição e características nutricionais.* WalterI, Melissa, deII, Enio Marchezan y Avila, Luis Antonio de. 4, 2008, Cienc. Rural , Vol. 38, págs. 1678-4596.

53. *Grasa láctea: una fuente natural de compuestos bioactivos.* M.V. Calvo, M.P. Castro-Gómez, A. García-Serrano, L.M. Rodríguez-Alcalá, M. Juárez Iglesias, J. Fontecha Alonso. 3, 2014, Alimentacion, Nutricion y Salud , Vol. 21, págs. 57-63.

54. *Las microalgas: una fuente renovable para la obtención de ácidos grasos omega-3 de cadena larga para la nutrición humana y animal.* Alfonso Valenzuela B. (1, 2) Julio Sanhueza C. (1) Rodrigo Valenzuela B. 3, 2015, Revista chilena de nutrición, Vol. 42, págs. 0717-7518.

55. Santa-Olalla, Antonio T. Ruiz. Instituto de academias de Andalucía. [En línea] [Citado el: 22 de 03 de 2018.] http://www.insacan.org/racvao/anales/1994/articulos/07-1994-06.pdf.

56. *Taurine and its potential therapeutic application.* Konrad Szymański, Katarzyna Winiarska. 2008, Postepy Hig Med Dosw, Vol. 62, págs. 75-86.

57. *Taurine: a conditionally essential amino acid in humans? An overview in health and disease.* Camilo, R. Lourenço and M. E. 2002, Nutr. Hosp., Vol. 6, págs. 262-270.

58. Pascual, Itziar Igartua. Mecanismos implicados en la potenciación sináptica inducida por la coaplicación de cafeína y taurina. Madrid : https://dialnet.unirioja.es/servlet/dctes?codigo=49367, 2015.

59. *Transient elevation of serum 5-HIAA by dietary serotonin and distribution of 5-HIAA in serum protein fractions.* Niina Tohmola, Anna Johansson, Timo Sane, Risto Renkonen, Esa Ha¨ma¨la¨inen and Outi Itkonen. 4, 2015, Annals of Clinical Biochemistry, Vol. 52, págs. 428–433.

60. Zizania. Wikipedia. [En línea] Wikipedia, 27 de 12 de 2017. [Citado el: 04 de 04 de 2018.] https://es.wikipedia.org/wiki/Zizania.

61. Metionina. Wikipedia. [En línea] Wikipedia, 21 de 03 de 2018. [Citado el: 04 de 04 de 2018.] https://es.wikipedia.org/wiki/Metionina.

62. Fenilalanina. Wikipedia. [En línea] Wikipedia, 06 de 11 de 2017. [Citado el: 05 de 04 de 2018.] https://es.wikipedia.org/wiki/Fenilalanina.

63. *Multifunctional neuroprotective effect of Withanone, a compound from Withania somnifera roots in alleviating cognitive dysfunction.* 2017, Cytokine, págs. 1043-4666.

www.ingramcontent.com/pod-product-compliance
Lightning Source LLC
Chambersburg PA
CBHW071302040426
42444CB00009B/1836